KB094831

래미의
잘 빠진
다이어트
레시피

라미의 잘 빠진 다이어트 레시피

Dietitian Rami's Diet Recipe! Easily! Perfectly!

초판 1쇄 발행 · 2020년 3월 3일
초판 4쇄 발행 · 2020년 8월 3일

지은이 · 이보람
발행인 · 이종원
발행처 · (주)도서출판 길벗
출판사 등록일 · 1990년 12월 24일
주소 · 서울시 마포구 월드컵로 10길 56(서교동)
대표전화 · 02-332-0931 | **팩스** · 02-323-0586
홈페이지 · www.gilbut.co.kr | **이메일** · gilbut@gilbut.co.kr

기획 및 책임 편집 · 최선애(ai@gilbut.co.kr) | **북디자인** · 장기춘
영업마케팅 · 김학흥, 장봉석 | **웹마케팅** · 이수미, 최소영 | **제작** · 이준호, 손일순, 이진혁
영업관리 · 김명자, 심선숙 | **독자지원** · 송혜란, 홍혜진

편집진행 · 임지영 | **일러스트** · 김나연 | **사진&푸드 스타일링** · 이보람 | **표지사진** · 양용석
전산편집 · 김정미 | **인쇄 및 제본** · 예림인쇄

ISBN 979-11-6521-073-1   13510
(길벗 도서번호 061002)

이 도서의 국립중앙도서관 출판예정도서목록(CIP)은 서지정보유통지원시스템 홈페이지(http://seoji.nl.go.kr)와 국가자료종합목록 구축시스템 (http://kolis-net.nl.go.kr)에서 이용하실 수 있습니다. (CIP제어번호 : CIP2020006249)

정가 14,500원

독자의 1초를 아껴주는 정성 '길벗출판사'

길벗 | IT실용서, IT/일반 수험서, IT전문서, 경제실용서, 취미실용서, 건강실용서, 자녀교육서
길벗이지톡 | 어학단행본, 어학수험서
길벗스쿨 | 국어학습서, 수학학습서, 유아학습서, 어학학습서, 어린이교양서, 교과서
더퀘스트 | 인문교양서, 비즈니스서

라떼의 잘 빠진 다이어트 레시피

이보람 지음

길벗

좋은 기억의 다이어트를
함께 만들어가요

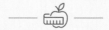

2010년 영양사 면허를 취득하고 어느덧 10년 차에 접어든 이보람 영양사입니다. 꼬맹이 시절부터 음식 사랑이 넘쳐나던 저는 쑥쑥 자라나 식품영양학을 전공했어요. 막연하게 '요리하는 사람'이 꿈이었던 저는 졸업 후 10년 동안 영양사로 일하며 하루 온종일 먹을 것만 생각해야 하는 환경 속에서 수없이 많은 다이어트 성공과 실패를 거듭하는 20대를 보냈어요.

평범했던 제가 '영양사 다이어터' '운동하는 영양사'라는 타이틀을 얻고, 맛있고 건강한 식단을 전파하는 탄탄한 몸매의 사람이 되었다는 사실이 아직도 믿기지 않아요. (엄밀히 말하면 저는 아직 진행중이랍니다!)

서른 살이 넘어가면서는 살만 빼는 다이어트를 하기보다는 건강하고 탄탄한 예쁜 몸을 만들고 싶었어요. 그러기 위해서 우선 음식을 향한 집착에 가까운 사랑이 나쁜 방향으로 빗나가지 않도록 일반식 부럽지 않은 맛있는 다이어트 식단을 구성했어요. 거기에 근력 운동과 유산소 운동을 꾸준히 병행하며 마음과 몸을 동시에 가꿔갔답니다.

과거에 잘못된 다이어트를 무수히 경험하며 혼자만의 다이어트가 얼마나 힘든지 잘 알고 있었기에 SNS에 매일의 기록을 남기기도 했어요. 하루 세 끼 식단과 운동, 이로 인한 변화를 정직하게 기록하다보니 목표가 같은 다이어터 분들과 저의 경험이나 식단 꿀팁, 운동법 등을 공유하게 되었죠.

많은 분들이 응원과 함께 '라미님의 요리책이 나왔으면 좋겠어요!'라고 댓글을 달아주시면 그저 감사한 마음이 들었을 뿐, 진짜 이렇게 다이어트 레시피 책을 출간하게 될 거라는 건 생각도 하지 못했어요.

살을 뺀 게 대단한 벼슬은 아니지만, 몸과 마음을 건강하게 가꾸며 스스로를 사랑하게 된 나 자신이 대견하게 여겨져요. 책을 쓰면서 알게 된 사실인데, 저는 어린 시절부터 자존감이 너무 낮아 저에게 일어나는 모든 안 좋은 일이 다 제 탓이라 여기며 살았더라고요.

하지만 지금은 아주 단단해졌답니다! 제 식단과 운동법을 참고하여 체중 감량에 성공했다며 감사 인사를 해주실 때면 이제껏 느껴보지 못한 행복감과 뿌듯함을 느끼지요.

앞으로는 랜선을 넘어 맛있는 식단과 건강 라이프를 신명나게 전하는 에너지 넘치는 '라미'로, 스스로를 아끼고 사랑하며 행복하고 알찬 좋은 기억의 다이어트 경험을 여러분과 함께 만들어가고 싶은 바람이에요.

이 책은 그동안 저를 행복하게 해주었던 다이어트 레시피들 중에서 영양소와 재료와 맛의 배합을 다시 한번 고민하고 엄선해 정리한 레시피들을 묶은 거예요. 꼭 도움이 되는 책을 만들고 싶어 레시피 연구는 물론 사진 촬영도 제가 직접 해야 했기에 직장에 피해가 가지 않도록 과감하게 다니던 직장을 그만두었답니다. 없는 재주까지 끌어모아 정말 열심히 요리하고 플레이팅하고 촬영까지 했어요.

맛없는 다이어트 식단으로 고통스러워하는 많은 분들에게 소박한 '라미 레시피'가 부디 작은 힘이라도 되었으면 하는 큰 바람을 가져봅니다.

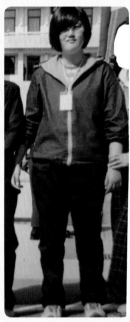

Before

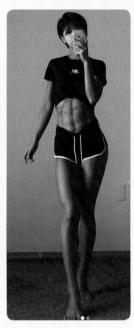

After

Special Thanks To

무더운 여름부터 추운 겨울까지 베란다에서 복작복작 요리하고 촬영한다며 예민하게 굴었는데, 늘 힘이 되어주고 믿어준 가족들에게 정말 사랑한다고 동네방네 다 알 수 있도록 크게 떠들고 싶어요. 내 소중한 가족들, 정말 사랑해~

자신 없어 할 때마다 용기 낼 수 있게 아낌없는 응원을 준 나의 운동 첫 스승님이자 짝꿍, 정말 고마워요.

돌고 돌아 어릴 때의 '요리하는 사람'의 꿈을 이룬 것 같아 마음이 뭉클하고, 함께 꿈을 꾸던 친구들도 같이 기뻐해줄 것 같아 그것만으로 너무 설레요. 자기 일처럼 기뻐해줄 나의 친구들아, 고맙고 사랑해!

스스로 특별하지 않은 식단이라고 이야기할 때 누군가에겐 너무나 필요하고 특별한 레시피라고 말씀해주시고 저를 알아봐주신, 여자가 봐도 멋진 길벗 최선애 팀장님과 서투른 원고를 책이라 불릴 수 있게 만들어주신 임지영 실장님께도 너무나 감사드립니다.

마지막으로 제가 이런 기회를 얻고 책을 만들 수 있도록 함께 건강한 소통을 이어가고 있는 소중한 인연들인 SNS 언니, 동생, 친구들에게도 고맙다는 인사를 전합니다.

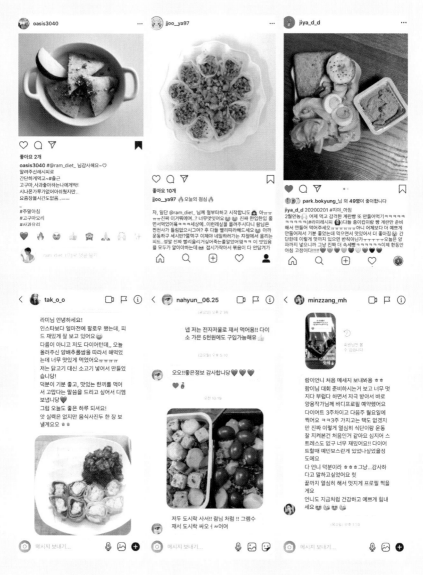

저의 레시피를 따라 다이어트 식단을 직접 만들어보신 인친님들도 있었고, 저의 경험에 용기를 얻어 도전을 시작한 인친님들도 있었어요.

지금의 제가 있게 해준 그분들에게 제가 작게나마 도움이 된 것 같아 기쁘고 고마운 마음뿐이에요.

라미 다이어트
10가지 원칙

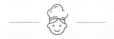

1 —— 세 끼 이상 제때 챙겨 먹어요

세 끼 이상 일정하게 간격을 두고 시간에 맞춰 식사를 해야 다이어트에 도움이 돼요. 우리 몸은 공복을 오래 유지할수록 에너지를 더 저장하기 위해 대사를 돌리지 않고 지방 합성을 증가시켜요. 덜 먹으려는 노력이 오히려 독이 되는 셈이죠. 내 몸을 위해 소중한 선물을 하는 마음으로 소중한 매 끼니를 꼭 챙겨주세요.

2 —— 칼로리보다는 영양 성분에 집중해요

탄단지섬의 구성으로 알차고 똑똑하게 먹어요. 칼로리는 식품의 영양가를 열량으로 환산하여 나타낸 것에 불과해요. 어느 정도 참고만 하고 탄수화물, 단백질, 지방, 섬유소의 알찬 구성으로 똑똑하게 먹어야 해요. 칼로리를 제한하는 것보다, 영양 성분에 맞춰 식사를 하며 운동하는 것이 감량에 더 도움이 됩니다.

3 — 채소를 이용하여 푸짐하게 먹어요

채소는 양을 제한하지 않고 마음껏 먹어요. 턱없이 적은 양의 감량 식단으로는 포만감을 느낄 수 없지요. 모든 식단의 채소 양을 늘려보세요. 눈으로 보는 것만으로도 많은 양을 섭취하는 것처럼 느낄 수 있을 거예요. 뿐만 아니라 채소에 들어 있는 파이토케미컬은 체내 항산화 작용 및 세포 손상 억제와 면역력 향상에 큰 효능이 있어서 다이어트 식단 구성 시 충분히 챙겨주는 것이 좋아요.

4 — 외출 시 간식을 미리 챙기세요

건강한 다이어트용 간식을 준비하세요. 다이어트하는 동안에는 유난히 입이 심심하고 외출 시 음식의 유혹이 더욱 심하죠. 이럴 때 미리 챙겨둔 간식을 먹는 거예요. 당근, 파프리카, 콜라비 등 채소를 썰어서 지퍼백이나 밀폐용기에 넣어 다니는 것도 좋고, 시중에 판매되는 다이어트용 간식도 괜찮아요. 입 막음에도 좋고, 먹더라도 죄책감이 덜해 강박을 갖지 않는 데 도움을 준답니다.

5 — 다양한 조리법과 식재료를 사용해요

다이어트 식단 하면 보통 고구마와 닭가슴살만 떠올리죠. 그 외의 것들도 다이어트 식단이 될 수 있는데 말이에요. 일반식으로 보이지만 충분히 다이어트 식단이 될 수 있는 요리도 있고, 소량의 기름을 사용해 볶음, 전,

구이, 찜 등 다양한 조리법으로 만들어 먹을 수도 있어요. 편견에서 벗어나 질리지 않는 다양한 다이어트 식단을 즐겨보세요. 다이어트식도 충분히 먹는 즐거움을 안겨줄 수 있답니다.

6 ── 적당한 지방과 나트륨 섭취도 필요해요

다이어트에는 기름과 염분을 멀리해야 한다고 생각하는데 절대 그렇지 않아요. 지방이 부족하면 에너지 저장 및 체온 보호를 위한 비상 체계를 갖게 되어 오히려 글리코겐 축적으로 살이 찌는 경우가 발생해요. 양질의 불포화지방산은 오히려 심혈관질환을 예방하고 세포 건강에 도움이 되지요.

나트륨 또한 체수분 조절에 필수 요소예요. 나트륨을 줄이면 그저 붓기와 체수분 감소로 인한 체중 감소가 있을 뿐 실제 체성분(체지방 감소나 근육 증감 등)에는 아무런 변화가 없어요. 오히려 저탄수화물식을 하는 사람일수록 더더욱 나트륨을 섭취해야 탈수를 예방할 수 있으며, 몸에 수분이 있어야 근육에 수분이 차고 근력 운동 시 근육 증량에 도움을 줘요.

7 ── 무탄은 절대 금지! 탄수화물 섭취도 필요해요

무탄수화물을 뜻하는 무탄! 하지만 이제는 '무조건 탄수화물 섭취'의 의미로 무탄을 하세요. 탄수화물이 부족해지면 체내 글리코겐이 감소하면서 몸은 글리코겐 저장 효소를 활성화시켜 체내 축적으로 이어집니다. 또한 체지방이 감소하며 에너지 섭취량이 적어짐에 따라 체지방을 합성하는 효소의 활성도 증가하여 결국에는 살을 찌우게 되지요. 심한 경우에는 영양 불균형으로 무월경이나 생리 불순까지 초래하며, 무탄으로 감량한 체중은 금방 요요로 돌아오기 쉬워요.

탄수화물을 섭취하면 오히려 대사가 증가하며 몸에서 에너지를 더욱 활발히 쓰게 만들기 때문에 감량에 효과적이랍니다.

8 ── 몸무게보다 눈바디! 몸무게는 참고만

다이어트를 하며 몸무게를 재지 않을 수는 없지요. 그런데 몸무게는 그저 몸을 이루고 있는 뼈, 근육, 수분, 지방 등의 무게일 뿐이에요.

우리가 원하는 예쁘고 건강한 몸을 만들기 위해서는 체지방을 감량하고 근육량을 유지 또는 증량하여야 하는데 이는 몸무게로 나타나지 않아요. 그렇기 때문에 직접 눈으로 보는 몸의 상태 '눈바디'로 변화하는 몸을 체크하는 것이 더욱 효과적이랍니다.

9 ── 다이어터보다 헬시어터가 되세요

다이어트라는 감옥에 나를 가두는 순간부터 다이어트는 실패라고 생각해요. 저도 처음에는 아무거나 먹을 수 없고 싫어하는 운동까지 해야 하는 그 상황을 부정적으로만 생각했어요. 그러다가 어느 순간, 나 좋자고 하는 다이어트인데 이렇게 괴로워만 하다가는 나 자신을 잃을 것 같았죠. 그래서 생각을 바꾸게 되었어요.

나는 살을 빼야 하는 다이어터라고 생각하기보다는 '건강하고 탄탄한 몸을 가진 사람이 될 거야'라고 생각해보세요. 그리고 내가 하는 건강한 행동을 주변에 자랑하고 다양한 정보도 나누어보세요. 점점 달라지는 건강한 정신도 따라올 거예요.

10 —— 다이어트를 좋은 기억으로 남기세요

다이어트는 한 번으로 끝나지 않아요. 먹는 기쁨과 아는 맛의 유혹 때문에 요요가 오기 쉽지요. 그래서 다이어트는 여러 차례, 또는 길게 가야 하는 거랍니다. 그런데 다이어트를 악몽으로 기억한다면 다시는 하고 싶지 않을 거예요. 좋은 기억으로 남아 있다면 그 반대일 거고요.

저는 수많은 시행착오 끝에 건강한 다이어트를 해냈고, 몸이 건강하고 아름답게 변화하는 것을 보며 다이어트에 대한 좋은 기억을 남길 수 있었어요. 다시 해야 할 상황이 와도 해낼 수 있을 거라는 용기도 생겼지요.

저도 이렇게 해냈으니 누구나 할 수 있을 거예요. 마음먹고 한 발 내딛는 순간부터 이미 절반은 성공한 거랍니다.

CONTENTS

Part 1

라미의 파란만장 다이어터 라이프

Chapter 5 ── 치팅 유혹 이겨내는 다이어트 특별식

특별부록

EPILOGUE

요알못 다이어터를 위한
요리 기초 상식

정확하게 계량하기 —

밥숟가락 가루 계량

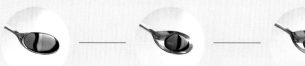

1큰술   0.5큰술   0.3큰술

밥숟가락 액체 계량

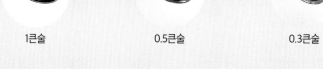

1큰술   0.5큰술   0.3큰술

밥숟가락 장류 계량

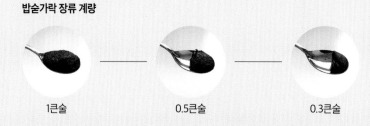

1큰술   0.5큰술   0.3큰술

밥숟가락 다진 재료 계량

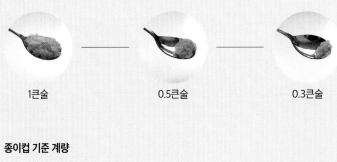

1큰술 — 0.5큰술 — 0.3큰술

종이컵 기준 계량

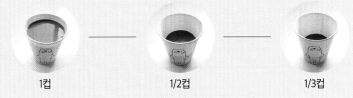

1컵 — 1/2컵 — 1/3컵

손가락 한 꼬집의 양

✚ 이 책에 나오는 재료(양념) 중 분량이 제시되지 않은 것은 한 꼬집이 채 되지 않는 양으로, 취향껏 간하면 됩니다.

안전하게 칼 사용하기 ──

재료를 잡은 손은 달걀을 쥐듯 둥글게 말아 잡고 칼은 칼자루의 앞을 엄지 검지로 편안하게 잡은 뒤 칼질을 해보세요. 힘으로 눌러 썰지 말고 앞뒤로 당기며 썰면 힘을 많이 들이지 않고 칼질을 할 수 있어요.

뚠뚜니 샌드위치 탄탄 포장법 ──

샌드위치를 포장할 때 접착력이 좋은 매직랩을 이용하면 포장이 더욱 쉽고 소스 흐름을 방지할 수 있어요. 칼로 썰 때도 모양이 무너지지 않아 좋아요.

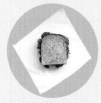 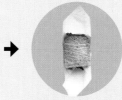 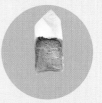

① 매직랩을 정사각으로 커팅하여 끈적이는 쪽이 바닥면에 닿게 깐 후 샌드위치를 가운데에 올린다.

② 샌드위치를 잘 잡고 고정하여 누르며 양옆의 모서리를 잡고 당기듯이 붙인다.

③ 위아래도 마찬가지로 당기듯이 붙인다. 탄탄한 포장을 위해 같은 방법으로 한 번 더 반복하여 이중 포장을 한다.

불 세기 조절하기 ──

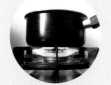 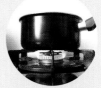

센불 : 냄비 바닥 전체에 불이 닿아 있는 정도

중간불 : 냄비 바닥 2/3에 불이 닿아 있는 정도

약불 : 냄비 바닥 1/3에 불이 닿아 있는 정도

쉽게 상해서 버리는 샐러드 야채
구매법 & 보관법

샐러드 야채 구매법 ──

샐러드의 관리와 구성이 어려운 이유는 대부분 오래 보관하기 어려운 잎채소들로 구성되어 있기 때문이에요.

저는 샐러드를 구성할 때 제철 식재료나 가격에 따라 주가 되는 채소를 정하고, 나머지 서브 채소를 결정합니다. 보통 양상추, 양배추, 상추 등을 주재료로 정하고, 모듬쌈을 서브 채소로 하여 색감과 맛을 더해요. 마트에서 쉽게 구입할 수 있는 모듬쌈은 적근대, 깻잎, 치커리, 쌈배추 등 다양한 계절 쌈채소로 이루어져 있어 각각 구입하지 않아도 다양한 잎채소들로 구성할 수 있지요. 그 외에 당근, 양파, 방울토마토, 오이 등 다양한 채소들을 기분에 따라 또는 냉장고 사정에 따라 곁들이기도 해요.

샐러드 야채 보관법 ──

미리 샐러드감을 손질해두었다가 물러지고 상하여 버린 적이 있을 거예요. 잎채소를 오래 보관하는 포인트는 물기 제거와 밀봉에 있어요.

구입해온 그대로 잘 밀봉해두었다가 그날그날 먹을 만큼만 씻어 손질해 먹는 것이 가장 신선하게 먹을 수 있는 방법이지만, 바쁘고 번거로운 분들을 위해 몇가지 팁을 소개할게요.

양상추 : 양상추는 세척 후 칼보다는 손을 이용하여 먹기 좋은 크기로 뚝 뚝 떼고 물기를 제거해요. 그리고 지퍼백이나 밀폐용기에 키친타월을 깔고 양상추 중간중간에 키친타월을 끼워 보관해요. 그러면 수분이 생기는 것을 막아 쉽게 상하거나 무르지 않아요.

양배추 : 양배추는 단면이 잘린 후 시간이 지나면 쓴맛을 내기 때문에 자 른 후 공기 중에 오래 노출하면 좋지 않아요. 먹기 직전에 바로바로 썰어 먹 는 것이 좋고, 그래도 미리 잘라두고 싶다면 채 썰어 찬물에 담가 보관하여 3일 안에 먹도록 해요.

그 외 잎채소들도 마찬가지로 이왕이면 물기가 닿지 않게 하여 잘 밀봉 해야 조금이라도 오래 보관할 수 있어요. 씻어서 보관한다면 씻은 뒤 물기 를 충분히 제거하고 키친타월을 깔거나 사이사이에 끼워 밀봉해서 보관하 도록 해요. 하지만 역시 그때그때 손질해서 먹는 것이 영상 손실을 최소화 할 수 있다는 점은 기억하세요.

미리 정리해두면
요리 시간 10분 아껴주는 식재료

미리 정리해서 냉동실에 넣어두면 좋은 식재료 ─────

고구마, 단호박, 감자 : 다이어터들에게 주된 탄수화물 공급원이에요. 일반 찜기에 쪄내면 약 20분, 전자레인지용 찜기는 10분 정도의 시간이 걸려요. 미리 손질하여 찐 뒤 원하는 양만큼 소분하여 바로 냉동해두었다가 자연해동이나 전자레인지로 2분 이내로 해동하여 바로 요리에 추가할 수 있어 시간 단축에 아주 효과적이에요. 찐 뒤 열기를 식혀 냉장으로도 5일간은 보관하며 식단에 적용할 수 있습니다.

병아리콩 : 슈퍼푸드로 알려진 병아리콩은 칼로리가 낮고 단백질 함량이 높으며 뼈 건강과 변비에 좋아요. 활용하여 곁들이기 좋은 식재료지만 불리고 삶는 시간이 오래 걸려요. 반나절 이상을 불리고 30~40분을 삶아야 먹을 수 있기 때문에 미리 대량으로 삶아 소분하여 냉동해두었다가 먹는 것이 좋아요. 삶은 병아리콩은 냉장 상태에서는 3일도 못 가 상하기 쉬우므로 냉동을 추천합니다.

브로콜리 : 브로콜리는 칼륨과 식이섬유와 각종 비타민이 풍부해서 다이어트 시 추천하는 식재료인데, 그때그때 데쳐 조리하기 번거롭기 때문에 미리 손질하여 보관해두는 것도 방법이에요.

브로콜리는 끓는 소금물에 데치기보다 찜기에 찌는 것이 영양소 손실을 최소화할 수 있어요. 송이송이 잘라 찐 뒤 먹을 만큼씩 소분하여 냉동해두었다가 사용하면 아주 편리합니다.

다이어트용 밥 ──

다이어트를 하면 밥부터 바꾸라는 말을 많이 들었을 거예요. 그냥 흰쌀밥을 먹더라도 양만 지켜서 먹는다면 다이어트 식단에 무방하다고 생각하지만, GI지수가 낮은 잡곡밥이나 현미밥이 다이어트에 더욱 도움을 주는 것은 맞습니다. 현미만으로 지은 현미밥도 꼬들꼬들하고 맛있지만, 오랜 식단을 위해서는 비율을 정하여 잡곡밥으로 먹는 것이 수월할 거예요.

지은 밥을 식단에 적용할 양만큼 소분하여 얼려서 나만의 즉석밥을 만들어두었다가 사용하면 시간을 단축할 수 있어요.

잡곡밥 : 밥의 찰기를 위해 찰현미를 주로 사용하고, 시판하는 잡곡믹스와 1대 1 비율로 섞어 밥을 지어요. 삶아서 얼려둔 병아리콩이나 흑미를 추가하거나, 다이어트에 좋은 율무나 팥을 섞어 밥을 짓는 것도 좋아요.

쌀곤약밥 : 처음부터 밥 양을 줄이기 힘들다면 밥과 쌀곤약을 섞어 전체적인 밥 양은 늘리지만, 탄수화물의 양은 늘리지 않는 쌀곤약밥으로 시작하는 것도 좋은 방법이에요. 찰현미와 쌀곤약의 비율을 1대 1로 한 뒤 잡곡을 살짝 섞어 밥을 지어요. 보통 쌀로 지을 때보다는 25%를 적게 밥물을 잡은 뒤 쌀곤약을 넣어 지으면 적당한 질감의 밥 형태로 먹을 수 있어요. 일반 밥과 특별히 차이는 없지만 다이어트 시 부담되는 탄수화물을 조금 낮추면서도 포만감을 줄 수 있답니다.

식비 5만 원 아껴주는
원소스 멀티유스 식재료

다양한 요리가 가능한 식재료를 오랫동안 상하지 않게 보관하는 방법과 질리지 않게 먹는 방법을 소개합니다.

냉동 야채믹스 ──

채소를 그때그때 사서 손질해 먹으면 영양소 손실 없이 신선하게 먹을 수 있어 좋지만, 필요한 양만큼 먹고 남는 것을 보관하기란 쉽지 않아요. 그리고 채소를 풍부히 먹어야 하는데 장바구니에 하나씩 담다보면 생각보다 비용이 많이 들기도 하고요.

그런 불만을 해결할 좋은 방법이 바로 냉동 야채믹스를 이용하는 거예요. 볶음밥용처럼 작은 큐브 모양의 야채믹스도 있고, 큼직하게 데쳐 얼려둔 야채믹스도 있어요. 필요한 만큼씩 쓰고 보관하기 용이해서 식재료비를 아낄 수도 있고 식단에 채소를 적용하기에도 수월해 강력 추천합니다!

해초류 ──

대부분 소금에 염장하여 판매하는 해초류는 생각보다 가
격이 저렴하고 오래 두고 먹을 수 있는 식재료예요. 소금에
염장된 해초류를 먹을 만큼씩 소분하고 나머지는 소금이 묻
은 채로 다시 잘 밀봉하여 냉장해두면 오래 보관해 먹을 수 있어 부담이 없
어요.

요즘은 대형마트나 작은 동네마트에서도 염장해초류를 깔끔하게 포장해
판매하는 것을 쉽게 볼 수 있고 톳, 모듬해초, 쌈다시마 등 종류도 다양해서
식단에 적용하기도 좋아요. 다이어트 시 고민인 변비 예방에도 아주 효과적
인 식재료예요.

고구마 ──

다이어터들의 주식이라고 해도 과언이 아닌 고구마는 껍
질의 수분을 말린 뒤 2~3개씩 신문지에 돌돌 말아 통풍이
잘 되는 서늘한 곳에 보관하면 돼요. 자리를 계속해서 이동
하면 상하기 쉬우니 자주 옮기지 않도록 하고, 보관 시 상처난 고구마는 따
로 빼두고 먼저 먹는 것이 좋아요.

삼치 ──

다이어트 식단에 가장 많이 쓰이는 생선이 연어인데, 연
어는 생각보다 가격이 비싸고 조금 저렴하게 사려면 대량
으로 구입해야 해서 보관이 쉽지 않아요. 이런 연어 대신 삼

치를 사용해보는 것은 어떨까요? 마트에서 구입하면 깨끗하게 손질된 삼치 한 마리를 스테이크용 연어 한 토막 가격에 구입할 수 있어요.

한 끼 먹을 분량을 구워 먹고 나머지는 다시 냉동 보관하였다가 2~3번은 더 식단에 적용할 수 있으니 식비 절약템이 아닐까 해요. 또한 연어보다 지방은 적고 단백질 함량은 더 높아 다이어트 식재료로도 추천해요.

아보카도 ——

아보카도는 버터 같은 질감에 단백질과 건강한 불포화지방이 풍부해 다이어터들에게 사랑받는 과일 중 하나예요. 열대과일인 아보카도는 후숙을 하는 과일이라 딱딱하게 덜 익은 채 유통되는 경우가 대부분이고 구입 후 알맞게 익힌 뒤 먹는데 보통은 묶음 망으로 5~6개씩 판매하기 때문에 잘 익은 아보카도를 빨리 먹어치우기란 쉽지 않아요. 그래서 비싼 아보카도를 과숙하여 썩혀 버리는 분들이 많지요.

먹어야 하는 타이밍을 놓쳐서 버리기 쉬운 아보카도는 이렇게 활용해보세요. 5~6개 묶음 망으로 구매 후 알맞게 숙성되었을 때 2~3개 정도는 생으로 신선하게 즐깁니다. 그리고 나머지는 껍질과 씨를 제거해 큐브로 썰어 얼려두거나, 아예 무스 형태로 으깨서 얼려두어 스무디를 해 먹거나 샌드위치나 또띠아 등에 이용하는 거예요. 미리 손질해두면 다음 사용 시 편리하기도 하지만, 새어나가는 식비도 잡을 수 있답니다.

요즘은 반 개씩 잘라서 얼린 냉동 아보카도도 판매해요. 깔끔하게 사용할 수 있고, 해동 후 퀄리티도 좋고, 보관도 편리하답니다.

바나나 ──

바나나는 생각보다 금방 익어 먹는 속도가 후숙되는 속도를 따라잡기 힘든 식재료예요. 생바나나를 먹다가 더 이상 후숙이 되지 않도록 껍질을 까서 먹을 만큼 소분하여 냉동하였다가 각종 채소나 과일, 두유나 우유를 섞어 믹서에 갈아 식사 대용 쉐이크를 만들어 먹을 수 있어요. 바나나는 탄수화물 함량이 높으니 한 끼에 150g 정도로 무게를 맞추어 소분하여 냉동하면 적당합니다.

마트에서 너무 많이 익은 바나나를 세일하는 경우가 많은데 그때 알뜰히 구입하여 미리 저장해두는 것도 좋아요.

다이어터 정석 메뉴,
닭고야 공략법

닭고야는 닭가슴살 고구마 야채의 줄임말로 다이어터들이 가장 많이 구성하는 다이어트 정석 메뉴라고 할 수 있어요.

너무 바쁘고 처음부터 요리라 생각되는 메뉴들이 부담스럽다면 많은 조리가 필요하지 않은 닭고야부터 시작하고 점점 익숙해진 뒤 다양한 메뉴들을 하나씩 공략해나가는 것도 방법이에요!

닭가슴살 ──

닭가슴살은 시판 제품이 종류도 다양하게 잘 나와 있어요. 냉동으로 구입하여 먹는 것이 일반적이고 저염닭가슴살이나 훈제닭가슴살만 있던 예전과는 달리 카레, 허브, 불닭, 갈비맛 등 기호에 따라 골라 먹을 수 있게 다양해졌어요.

염분과 단백질 함량에 너무 연연하여 닭가슴살 제품을 고르기보다는 본인 입맛에 가장 잘 맞는 것을 선택하는 것이 식단을 오래 지속할 수 있는 방법인 것 같아요. 저는 영양사지만, 무조건 건강하게 먹자보다는 맛있고

질리지 않게 먹어야 다이어트가 롱런할 수 있다고 생각하는 편이라 조금은
눈감아주기도 한답니다.

고구마 —

고구마도 본인 취향에 맞게 밤고구마, 호박고구마 중 선
택하여 구성하되 양은 꼭 지켜주세요. 고구마 무게가 생각
보다 무거운 편인데, 찐 고구마 100~150g이 겨우 주먹만 한
사이즈라서 실망할 수 있어요. 그렇지만 관리하자고 마음먹은 이상 철저하
게 양을 지켰으면 해요!

고구마는 자주 먹다보니 질리기 쉬운데, 그러지 않도록 다양한 방법을
고민해보세요. 찌거나 구운 고구마에 시나몬가루나 콩가루를 뿌려 먹거나
찐 고구마에 두유를 살짝 넣어 무스 형태로 잘 으깬 뒤 콩가루나 시나몬가루
에 굴려 고구마볼을 만들어 도시락에 추가하는 방법도 있어요.

야채 —

마지막으로 야채. 야채는 푸짐히 마음껏 먹어도 좋아요.
잎채소로 샐러드를 먹어도 좋고 스틱 형태로 잘라서 먹어
도 좋고 야채 볶음도 좋아요.

단, 야채로 밀프렙을 한다면 샐러드에는 냉장 보관된 야채만 가능하다는
점을 기억해두세요. 냉동 밀프렙에는 야채 볶음의 형태나 데친 야채의 조리
방법으로 메뉴를 구성해야 해요.

다이어트 식단에
응용하기 좋은 양념

스리라차 ──

칠리소스 중 하나로 당과 탄수화물이 제로로 다이어터들
의 기본 소스템이 아닐까 싶어요. 식단에 매콤함을 더해주
어 닭고야나 고기, 닭소시지 등에도 무척 잘 어울려요.

머스터드 ──

하인즈 옐로우 머스터드는 당, 지방, 탄수화물 모두 제
로! 약간의 염분으로 만들어진 겨자소스로, 드레싱을 만들
거나 샌드위치, 또띠아를 만들 때도 유용해요!

무설탕 케첩 ──

역시 하인즈에서 나온 무설탕 케첩은 지방은 제로지만
아주 소량의 당과 탄수화물을 가지고 있어요. 하지만 기존
의 설탕 듬뿍 케첩보다는 현저히 적기 때문에 일반 케첩 대신

다양하게 응용하여 죄책감 없이 즐길 수 있어요!

소이마요(소이네즈, 비건마요네즈) ──

요즘은 다양한 펫다운 마요네즈들이 많이 나오고 있어
선택의 폭이 넓어졌어요. 그중 소이마요는 동물성지방이
아닌 식물성지방(콩)으로 만들어진 비건마요네즈로, 제형이
꾸덕해서 채소를 찍어 먹기도 좋고 샌드위치나 다양한 메뉴에 응용 가능하
며 무엇보다 고소하고 맛있어요. 물론 마요네즈의 특성상 어느 정도의 지방
은 감수해야겠지만 식단에 1~2큰술은 이용해도 무방하다고 생각해요. 저도
그렇게 먹어왔으니까요.

카레가루 ──

인스턴트 카레가루는 가격도 매우 저렴하지만, 단조로운
다이어트 식단에 통통 튀는 재미를 줄 수 있는 재료예요.
채소 볶음에 뿌려 간을 하기도 하고, 볶음밥, 주먹밥, 고기
양념에도 두루두루 사용하는 만능 다이어트용 조미료라고 생각해요. 영양
성분 자체에는 탄수화물, 당, 지방도 포함되어 있는 것이 사실이지만 조리시
쓰이는 적은 양으로는 다이어트 식단에 크게 타격을 주지 않아요.

허브솔트 ──

만능 간 잡이! 허브솔트는 한 번에 편하게 허브향을 주는
동시에 간을 할 수 있어서 애용하는 양념이에요. 다양한 종

류의 허브솔트 중에서 취향에 맞는 맛으로 골라 더욱 빠르고 간편하게 조리해보세요.

크러쉬드레드페퍼 ——

꼭 필요한 재료는 아니지만, 많은 다이어터들이 플레이팅 시 식단 위에 살포시 얹어주는 데코용으로 많이 사용해요. 물론 데코의 용도만 있는 것은 아니에요. 매콤함을 살짝 보태어 심심한 식단에 힘을 실어주는 식재료예요. 서양식 고춧가루라고 생각하면 쉽겠네요.

굴소스와 두반장 ——

다이어트식에 굴소스나 두반장을 쓴다면 의아하게 생각할 수 있겠지만, 여러번 말했듯 저의 모토는 맛있게 먹고 감량하기입니다. 조금 곁들인다고 빠질 살이 안 빠지는 것은 아니에요. 차라리 식단을 더 맛있게 만들어서 다른 음식이 생각나지 않게 만족스럽게 먹으며 감량하는 것을 권해요. 굴소스와 두반장은 중국식 양념으로 식단에 0.5~1큰술씩만 사용해도 감칠맛을 더해주어 일반식 부럽지 않은 다이어트 식단을 맛볼 수 있고 더 쉽게 맛을 낼 수 있어 좋아요.

입은 즐겁고 칼로리는 낮춰주는
양념장 & 소스

두부고추장 ──

고추장을 듬뿍 넣어 먹을 수 있도록 두부를 넣어 염도를
낮췄어요. 주로 쌈밥 양념으로 사용했고 두부와 닭가슴살,
다진 고기 등을 함께 넣은 다이어트용 볶음고추장으로도 응
용해 고단백 식단으로 활용했습니다.

고추장 1큰술, 다진 마늘 0.5큰술, 두부 50g, 참깨, 참기름

겨자양념장 ──

다이어트용 전골이나 채소 볶음 등에 곁들여 먹은 겨자
양념장! 보통 샤브샤브 같은 메뉴나 고기덮밥 메뉴에 잘 어
울리는 양념장이에요. 기분 좋은 새콤한 맛!

연겨자 0.5큰술, 간장 1큰술, 식초 2큰술, 물 1큰술, 올리고당 0.5큰술

마요라차 —

다이어터들의 완소템 스리라차를 소이마요와 함께하면 생각하지 못한 띵조합이 탄생해요! 마요라차는 샌드위치 소스로 이용하거나 닭가슴살, 달걀, 채소 등에 찍어 먹기만 해도 행복한 미소가 절로 나요.

소이마요 1큰술, 스리라차 1큰술

고추냉이마요 —

샌드위치를 만들 때 새로운 소스가 필요하다면 다이어트 용 고추냉이마요를 추천해요. 톡 쏘듯 매콤한 고추냉이와 부드러운 소이마요가 합쳐져 샌드위치뿐만 아니라 덮밥, 김밥, 주먹밥 등에도 잘 어울린답니다.

소이마요 1큰술, 고추냉이 0.3큰술

카레요거트 —

이국적인 맛이 그리울 때 제격인 소스예요. 샌드위치, 또 띠아, 월남쌈 등에 다양하게 응용해 먹을 수 있는 클린하면 서도 간편한데 맛까지 고급스러워요. TV 방송에서도 좋은 평을 받은 소스랍니다!

카레가루 1큰술, 플레인요거트 1큰술

바쁜 다이어터를 위한
밀프렙

밀프렙이란 일정 기간의 식사를 한 번에 미리 준비해놓고 끼니마다 꺼내 먹는 방법으로, 식사(meal)와 준비(preparation)의 합성어예요. 영양가 있는 식사 메뉴 구성이 가능하고 조리시간 및 식사시간을 절약할 수 있어 다이어 터들뿐 아니라 직장인과 자취인들에게도 합리적인 식사 구성 방법이죠.

비슷한 식재료로 구성하고, 한 번에 조리하여 냉동 또는 냉장 보관하였 다가 일정 기간 동안 식사 끼니에 꺼내어 먹는 도시락이라고 생각하면 쉽겠 네요.

밀프렙 용기 선택 및 저장 방법 ──

본인이 사용하기 좋은 용기라면 무엇이든 좋지만 언제 어디서 식사를 하는지, 보관은 얼마나 어떻게 할 것인지, 양은 어떻게 할지에 따라서 선택하는 것이 좋아요. 저는 3일치 정도의 냉장 보관 밀프렙 식단을 구성했고, 직장인 다이어터였기 때문에 가볍고 새지 않는 용기 선택이 최우선이었어요.

만약 더 길게 일주일치의 식단을 밀프렙하거나 미리 만들어둔다면 냉동 보관과 전자레인지 사용이 가능한 용기가 필요하겠지요? 현재 본인이 하고자 하는 방법에 적합한 용기를 선택하는 것이 중요해요.

밀프렙 식사 방법 ——

끼니 때마다 미리 싸둔 도시락을 꺼내어 먹으면 되는데, 저는 아침은 먹고 출근하고 점심, 저녁만 도시락으로 준비했어요. 점심시간에 한 끼를 먹고, 퇴근 전 한 끼를 먹거나 퇴근 후 카페에서 한 끼를 꺼내어 먹기도 했죠. 샐러드를 먹을 경우 차갑게 먹어도 무방하지만, 데워 먹고 싶은 밥 종류는 전자레인지에 돌려 먹었어요. 밥 종류와 생야채 또는 과일이 함께 있을 때에는 도시락 뚜껑에 생야채나 과일을 덜어두고 나머지를 따뜻하게 데워 먹는 방식으로 식사를 했어요.

냉동해두었던 도시락은 아침 출근 때 들고 나오면 점심에 먹을 때쯤엔 자연 해동이 되어 그걸 데우거나 그냥 먹었어요. 냉장했던 메뉴는 날씨에 따라 상하지 않도록 보냉팩이 든 보냉가방에 담아 다녔어요.

또한 카페에서 어떻게 도시락을 먹나 생각할 수 있는데, 냄새가 심하지 않은 음식물에 한해 반입하여 먹을 수 있는 카페들이 있어요. 물론 미리 알아보고 매너를 지키며 식사하는 것이 좋겠지요.

밀프렙 계절별 주의사항 ——

겨울을 제외한 봄, 여름, 가을에는 반드시 보냉가방에 담아 다니며 자연 해동과 데우기 과정을 거쳐 먹었어요.

가을이나 봄도 선선하다고 생각하겠지만, 음식이 온도에 의해 상하고 그

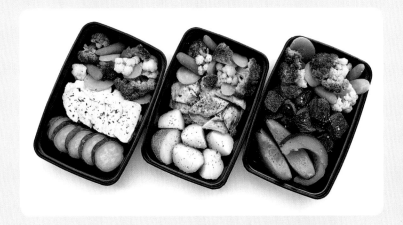

음식을 섭취하여 발생되는 식중독은 무더운 여름보다 오히려 선선한 봄, 가을에 더 많이 발생해요. 건강하자고 식단을 챙기는 건데 열심히 준비한 밀프렙을 먹고 식중독에 걸려서는 안 되겠죠?

밀프렙으로 구성하기 좋은 책 속 메뉴 ──

책 속 메뉴 중에서 밀프렙 메뉴로 추천하고 싶은 메뉴들로는 '03 고구마커리스튜', '05 가지 토마토 푸실리', '06 오트밀 크림리소토', '07 크래미 오트밀죽', '11 밤호박 수프', '12 마파두부덮밥', '13 훈제오리 김치볶음밥', '43 웜샐러드', '75 떠 먹는 고구마피자', '77 아밤요', '78 밤호박 에그슬럿', '86 자색고구마 에그슬럿' 등이 있어요.

더 간단한 밀프렙 구성 팁 ──

저는 '닭고야'만으로는 지루해서 실패한 경험이 있어요. 그래서 밀프렙을 구성할 때 탄수화물은 감자, 고구마, 단호박 등으로 바꿔가며 구성하고, 단백질은 닭고기, 소고기, 돼지고기, 오리고기, 생선, 새우, 오징어 등의 다양한 식재료로 대체했어요. 채소 역시 매번 같은 구성보다는 그때그때 계절에 따라 저렴한 채소나 마트 할인 상품을 이용하여 알뜰하게 구입하고 풍성하게 곁들였어요.

예를 들어 '닭고야(고구마 + 닭고기야채볶음)', '단소야(단호박 + 소고기버섯볶음)', '감돈야(감자 + 돼지고기야채볶음)' 이런 식으로 닭고야만으로 한정하지 않고 다양하게 다이어트 정석 메뉴를 구성하여 먹을 수 있어요.

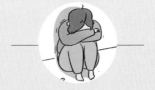

Part 1

다이어터 라이프

라미의 파란만장

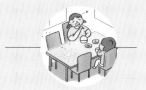

나는 예뻐질 수 없는
사람이야

먹성 좋은 유전자에 요리가 취미였던 저는 늘 또래보다 덩치와 키가 큰 아이였어요. 초등학교 3학년에 이미 2차 성징이 올 만큼 남들보다 성장이 빨랐고 아동비만이었죠.

큰 키와 덩치 때문에 운동선수 제의도 많이 받았어요. 초등학생 때는 투포환, 배구부 제의를 받았고 중학생이 되어서는 씨름, 역도, 유도 등 몸 쓰는 종목의 선수 제의를 많이 받았어요. 학교 행사로 민속놀이를 하던 때에도 친구들은 여자 한복을 입었지만, 저는 아버지 한복을 입고 씨름을 하였고, 중학교 3년 내내 씨름왕 타이틀을 거머쥐었죠.

'뚱땡이' '돼지'라는 별명은 너무도 흔하게 들었고, 초등학교 3학년부터 브래지어를 하면서 남학생들에게는 더 큰 놀림거리가 되어 울머불며 전학을 보내달라고 부모님을 조르기도 했어요.

마침 초등학교 4학년 때 근처에 학교가 새로 생겨 인원 분배를 위해 전학을 가게 되었어요. 하지만 뚱뚱했던 제 모습은 바뀌지 않았기 때문에 놀림과 상처는 반복되었어요. 어느 순간에는 아동비만이라는 타이틀을 스스로 받아들이게 되었죠.

초등학교 때 신체검사를 하면 전교에서 성인병이 우려되는 비만아동을 선정하여 피검사를 진행하기도 했는데, 매 학년 양호실로 불려가 피검사를 진행할 정도였지요.

식습관도 아침은 자주 거르고 점심, 저녁, 야식의 패턴으로 먹다 보니 살이 찌는 것은 당연했어요. 초등학교 6학년 때 가뿐하게 체중 60kg을 넘겼고, 중학교에 입학해서는 체중 증가에 가속도까지 붙더라고요. 친구들과 쉬는 시간마다 매점을 가고 하교하며 간식 먹고 집에 와서 또 저녁 먹고 과자나 아이스크림 같은 군것질을 끊이지 않게 달고 살았죠.

고기나 햄 없이는 밥을 먹지 않았는데, 삼겹살이나 고기 반찬이 있는 날엔 새벽같이 일어나 거르던 아침밥도 챙겨 먹을 정도로 육식을 너무 좋아했지요.

그나마 다행히 옆으로만 크지 않고 키도 함께 자라서 중학교 3학년 당시 현재 키인 172cm까지 자랐고, 마지막으로 눈으로 확인했던 중학교 2학년 때의 89kg이 기억에 남아 있는 몸무게예요. (그 이후에는 재지 않았어요.)

그럼에도 살을 빼야 한다는 생각은 들지 않았어요. 왜냐면 이미 어린 시절부터 뚱뚱했고, 다들 나를 그렇게 생각하고 편하게 익숙해진 모습이기 때문이었지요.

부모님이나 친척 어른들이 "살 안 빼냐?" "그러다가 굴러다니겠다."라고

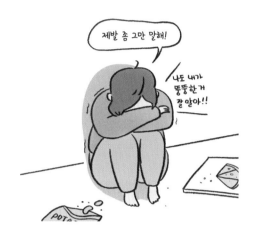

친척들이 또 나한테 살 안 빼냐고, 그러다 굴러다니겠다고 말한다.
내가 뚱뚱한지 내가 제일 잘 아니까, 그런 말은 제발 좀! 그만했으면 좋겠다.
나는 지금 내 모습이 편한데, 평생 뚱뚱했는데, 앞으로도 예뻐질 수 없는 사람인데….
근데 보람아, 정말이니? 정말로 괜찮니?

말해도, 남학생들이 "쟤 좀 봐봐, 저기 저 돼지!" 하며 손가락질을 해도 상
처는 받았지만 난 원래 뚱뚱했으니까, 먹는 즐거움이 더 크니까 합리화를
하며 스스로를 포기했어요. 자존감을 논할 수 없을 만큼 이미 나는 그냥 뚱
뚱한 사람, 예뻐질 수 없는 사람이라고 스스로 각인을 했던 거죠.

은둔형 뚱보,
중3 생애 첫 다이어트

그렇게 둔감해진 저에게도 충격적인 사건이 생겼어요. 청바지 쇼핑을 갔던 중학교 3학년 때의 일이었어요.

살집이 있는 사람들은 공감할 텐데 청바지를 입으면 허벅지 부분이 비벼지고 쓸려서 한 달도 안 돼 헤지고 구멍이 나서 더 이상 입을 수 없게 된답니다. 저 역시 마찬가지였고 분명 처음엔 32인치를 입었는데 다음달에는 34인치를, 그다음 달엔 34인치마저 맞지 않게 되었어요. 36인치짜리 바지를 사오던 날 정신이 번쩍 들더라고요.

제 눈으로 봐도 바지가 정말 너무 큰 자루 같았거든요. 그 부대자루 같은 바지가 제 몸에 맞는 사이즈라는 게 더 충격이었어요. 바지를 펼쳐두고 한참을 바라보며 다짐했어요.

"이제는 더 이상 나를 내버려두지 말자."

그리고 어설픈 생애 첫 다이어트가 시작되었어요.

중학교 3학년에 처음 시작한 다이어트는 생각보다 어렵지 않았어요.

워낙 식사량이 많았고, 끊임없이 군것질을 먹고 야식을 먹는 습관이 있었고, 활동적인 것을 좋아하지 않는 집순이인 은둔형 뚱보였기 때문이죠. 먹는 양을 조절하고 몸을 조금 더 움직이기만 해도 큰 감량 효과를 볼 수 있었어요.

다이어트의 시작은 식단 조절이었어요. 세 끼니만(원래는 세 끼 이상을 먹었으니) 먹되 양은 기존의 절반으로 줄이고, 군것질은 끊기로! 나만의 운동 철칙도 세웠어요. 집 근처 운동장을 주 5일 이상, 한 번에 1시간 30분 이상 빠른 걸음으로 비가 오나 눈이 오나 꼭 걷기로 했죠. 음식이 먹고 싶을 땐 허벅지를 찌르며 꾹꾹 참아내니 석 달 만에 무려 30kg이나 빠졌어요.

교복을 다시 맞춰야 할 만큼 사이즈가 줄었죠. 적게 먹고 운동도 하며 살을 뺐으니 건강한 다이어트를 한 것 같죠?

아니에요. 당시 저는 음식물을 삼키면 살이 찔 거라는 두려움에 '씹뱉'이라 불리는 씹고 뱉는 안 좋은 식습관이 생겼어요. 몸무게 앞자리가 세 번이나 바뀌고 살이 많이 빠졌다며 알아봐주는 주변 시선과 칭찬에 취해 그게 잘못된 방법이라는 생각조차 못했지요.

먹고는 싶은데 삼키면 살이 찔 것 같은 두려움이 들 때 씹뱉이나 먹토의 유혹은 정말 강해요. 일단 먹기 시작하면 이성을 잃고 먹게 되고, 그러다 음식이 목 끝까지 차오르는 기분이 들면 그게 굉장히 끔찍하게 느껴지지요.

저 역시 미련하게 과식과 폭식을 해서 토를 한 경험이 있습니다. 그렇게 씹뱉을 반복하고 자연스레 구토까지 하면 '아, 먹는 거 너무 아깝다'라는 마음과 '차라리 잘 됐다'라는 두 마음이 동시에 들어요.

살을 빼고자 하는 마음이 강박이 되고 그 강박이 그런 행동으로 이어지게 되는 거죠. 아마 많은 분들이 씹뱉이나 먹토를 경험했을 거예요.

그러다가 문득 위험하다는 생각이 들었어요. 폭식증이라는 마음의 병에 걸릴지도 모르겠다 싶었지요. 저는 폭식은 마음의 병이라 생각합니다. 혹자는 폭식증은 미련하고 심약한 사람이나 걸리는 거라고 할지 몰라요. 하지만 마음을 억누르고 참기 위해 노력을 안 하는 것은 아니기에 더 마음이 아프답니다. 분명 조금이라도 좋은 기억의 다이어트를 경험했더라면 그런 마음의 병이 생기지 않았을 거라 생각해요.

씹뱉이나 먹토를 하는 것은 분명 잘못된 식습관의 지름길이고 더욱 강박을 증폭시키는 행동이지만 왜 그렇게까지 하는지 그 마음은 이해해요. 하지만 부디 조금만 나를 위해서 다른 노력을 해보시길 바랍니다. 먹는 것을 억제하고 참는 것이 아니라, 건강하게 조절해주는 습관을 기르고 그 뒤 먹고 싶었던 것도 조금씩 먹으면서 운동과 식단을 병행하면 분명 달라질 거라 믿어요. 자신을 조금만 돌아보고 아껴주면 좋겠어요.

지금 생각하면, 정말 좋지 않은 식습관이었고 고칠 수 있어서 너무 다행이었다 싶습니다.

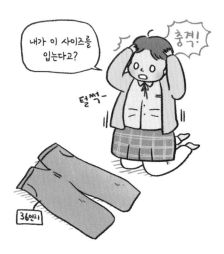

청바지가 벌써 해져서 한 달 만에 또 사러 갔다.
두 달 전에는 32인치가 맞았는데 한 달 전에는 34인치, 오늘은 결국 36인치를 사왔다. A.A
나한테 맞기는 한데 바지가 커도 너무 크다.
저 부대자루 같은 게 내 몸에 들어가면 딱 맞는다. 나 어떡하지? ㅠㅠ

03

떡잎부터 남달랐던
음식 사랑

아주 어릴 때부터 먹는 것에 대한 사랑이 남달랐던 저는 식탐도 많았을 뿐더러 직접 음식을 만드는 것도 너무 좋아했어요. 처음 불을 써서 음식을 만든 게 초등학교 때였으니까요. 초등학교 2학년이던 9살 때 하교 후 친구를 집에 데려와 압력밥솥에 밥을 했다가, 압력을 다 빼지 않은 채 뚜껑을 열었다가 뚜껑이 날아가 식탁 유리를 깨뜨려 부모님께 호되게 혼났던 적도 있어요. 그렇지만 그날의 쌀밥은 윤기가 좔좔 흐르고 누룽지까지 제대로 눌은 완벽한 밥이었어요. 식탁 유리는 깨진 채로 친구와 밥을 차려 먹고 놀았던 강심장의 초등학생이었네요.

부모님이 맞벌이를 하셨는데, 부모님 퇴근 시간에 맞춰 10살 초등학생이 밥은 물론이고 달걀말이에 미역국까지 완벽하게 한 상을 차려내서 가족을 놀라게 하는 수준이었어요. 특별히 요리를 배우거나 하진 않았지만, 어깨너머로 어머니 솜씨를 배우고 TV를 보더라도 쿡방을 보며 요리를 습득했어요. 중학생 때는 먹고 싶은 메뉴는 스스로 대부분 만들어 먹을 수 있었고, 고등학교 때부터는 요리다운 요리를 할 수 있게 되었죠.

어머니 친구분들께 '해물찜'을 만들어드리거나 하교 후 친구들과 직접 만두소를 만들고 만두피를 반죽해 손만두도 만들어 먹고, 이십대 초반에는 대부분의 김치도 다 담글 줄 알게 되는 수준까지 이르렀어요.

사실 저는 고등학교 때까지는 웹디자이너가 꿈인 컴퓨터전공자였어요. 고등학교 시절 컴퓨터 관련 자격증만 일곱 개를 취득하고 대학도 컴퓨터 관련학과에 진학할 예정이었는데, 어느 순간 요리학원에 등록해 요리자격증에 도전하고 있더라고요. 고등학교 3학년 대학 진학 직전 한식조리기능사를 취득하며 진로를 바꾸기로 결심했고 영양조리과에 입학하였어요.

대학 진학 후 계속해서 요리를 취미로도 하고 배우기도 하며 양식, 중식, 일식 조리기능사까지 취득하였고 대학 졸업 후 영양사 면허시험에 합격하여 영양사라는 직업을 갖게 되었어요.

사실 영양사는 음식을 만드는 직업이 아니에요. 제가 요리를 배우던 시절은 요즘처럼 여자 셰프들이 많지 않았고, 남자 셰프들보다 인정받지도 못했어요. 큰 주방에 여자 셰프로 들어가려면 유학을 다녀오거나 유명 대학의 타이틀이 있어야 간신히 취직이 되었고, 그럼에도 부당한 열정페이에 힘든 길이 보였기에 생각보다 주방이라는 곳이 무섭다는 걸 깨닫고는 자연스럽게 영양사의 길로 접어들었어요.

영양사로 근무하면서도 음식에 대한 사랑은 변하지 않았지요. 음식을 먹는 것도 만드는 것도 너무 좋아했기 때문에 기존의 단체급식 메뉴에 조금씩 변화도 주고 새로운 메뉴도 개발하는 재미에 즐겁게 영양사 업무를

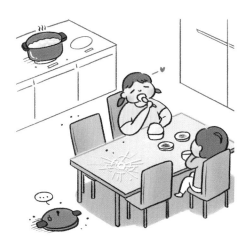

오늘 처음으로 압력밥솥에 밥을 해봤다.
밥도 맛났고 누룽지도 맛나서 친구랑 밥 차려먹기 놀이를 배부르고 재미나게 했다.
근데 밥솥 뚜껑이 날아가 식탁 유리가 깨져서 엄마아빠한테 혼났다. ㅠㅠ
압력을 다 빼고 뚜껑을 열어야 한다는데 무슨 말인지 모르겠다.

해왔어요. 요리가 취미이자 일상이었고, 음식을 너무 사랑한 저는 어느덧

10년차의 영양사가 되었답니다.

04

왜 내 모든 다이어트는
실패로 돌아갔을까?

첫 다이어트 후 운동장 걷기는 쉽게 되었고, 식사량은 원래대로 돌아가고 군것질도 야금야금 손을 대다 보니 요요는 순식간이었어요. 고등학교에 올라가서는 키 170cm에 몸무게 70kg인 덩치 좋은 여학생으로 다시 돌아가게 되었지요. 저는 전체적으로 퍼지는 비만이었어요. 굳이 따지자면 상체가 더 듬직한 느낌이고요. 다 빼본 뒤에 보니 특별히 뼈대가 굵은 것도 아닌데 이상하게 덩치가 커 보였어요. 아마 상체가 듬직해서 그랬던 것 같아요.

취미였던 요리를 더욱 전문적으로 배우고자 요리학원에 다니면서부터는 더욱 먹는 것에 대한 애정이 깊어졌어요. 실습 후 시식도 하고 평일 주말 가리지 않고 요리하는 것이 즐거웠던 때라 항상 음식과 함께였습니다.

그렇게 지내며 살이 쪘다 느껴지면, 다시 다이어트를 시작하곤 했죠. 처음엔 정직하게 다이어트를 했지만 이후에는 조금 더 쉽고 편한 방법으로 살을 빼고 싶어졌어요. 그래서 당시 유행하던 각종 다이어트 방법, 한약,

양약 등의 쉬운 길을 택하게 되었지요. 살을 빼기 위해서 안 해본 다이어트가 없다고 보시면 될 거예요.

고등학교 때 '원푸드 다이어트'가 유행했었는데 결과는 대실패! 저는 원푸드를 사과로 정하고 하루에 사과만 여섯 개씩 먹었는데, 그렇게 2주를 넘게 먹으니 몸이 견디질 못하고 이상 징후가 나타났어요.

가장 먼저 나타났던 증상은 빈혈과 피로감이었어요. 힘이 없고 매사에 무기력해져만 갔습니다. 가장 무서웠던 것은 탈모였어요. 자고 일어난 뒤에나 머리를 감고 빗질을 할 때 머리가 빠졌는데, 머리숱이 워낙 많은 편이라 처음에는 좀 빠지네 하고 말았죠. 그런데 함께 원푸드 다이어트를 하던 친구들 모두 같은 증상이 나타났고 심한 친구들은 무월경 증상에, 머리카락이 점점 많이 빠져서 덜컥 겁이 나더라고요. 결국 2주 만에 원푸드 다이어트를 중단했어요.

영양사인 지금의 관점으로 바라보면, 영양학적으로 절대 하지 말았어야 할 다이어트 방법 중 하나였어요. 원푸드 다이어트는 영양 불균형을 초래하는데, 예를 들면 가장 많이 선택하는 사과는 당과 식이섬유, 수분 등이 주된 구성원으로 사과만 먹으며 감량을 지속하면 단백질과 그 외 필요 영양소들이 결핍되어 그로 인한 문제점들이 몸에서 나타나기 시작하지요. 그게 제가 겪은 단백질 부족으로 인한 탈모 조짐과 면역력 저하 같은 부분이에요. 한 가지만 먹고 살을 뺀다는 것 자체가 잘못된 다이어트 접근이죠. 탈수, 근육 감소, 무월경, 불면증, 골다공증, 기초대사량 감소 등 몸을 버리는 일을 하는 것이니 말이에요. 사과 원푸드 다이어트로 2주간 약 3kg을 감량했지만 중단 후 1주일 만에 원래 몸무게로 돌아왔어요.

그다음으로는 한창 유행했던 레몬디톡스. 이 역시 마찬가지였어요. 레몬물만 마시고 몸의 독소를 뺀다는 논리지만, 영양소는 하나도 없이 굶으며 비싼 레몬물만 마시면 살은 빠지겠지만 평생 유지될 것 같지는 않았지요. 심지어 친구들은 4~5kg씩 빠졌는데 저는 단 1kg도 빠지지 않았답니다. 물만 마시고 며칠을 버티는데도 살이 안 빠진 게 지금도 이해가 가지 않아요. 돌이켜 생각하면 당시 구입한 레몬디톡스 제품에 당분이 많았을 것으로 예상돼요. 아니면 제가 원액의 비율을 잘못 탔거나요.

대학교에 가서는 절대 하지 말아야 할 약의 힘을 빌리는 다이어트까지 하게 되었어요. 역시 친구들이 효과를 봤다고 해서 시작했는데, 처음에는 가정의학과에 가서 진료를 받고 다이어트약을 처방받아 먹기 시작했어요. 끼니당 처방에 따라 일곱 알 정도를 어떤 성분의 약인지도 모른 채 삼켰지요. 무기력감과 조증이 반복되며 감정기복이 심해지고, 울렁거림과 두통은 떠날 줄을 모르고 가끔 호흡 불안정이 와서 숨쉬기가 어려울 때도 있었어요. 아마 양약을 드셔본 분들이면 이 중 한가지의 부작용은 찾아왔을 거예요.

식욕억제제, 이뇨제, 변비약, 간질약, 우울증 약 등 살면서 먹어볼 일 없을 것 같은 센 약들을 한꺼번에 매 끼니마다 먹으니 일어난 부작용이 아닐까 생각해요.

물론 주변에 양약을 먹고 쉽게 다이어트에 성공한 사람들을 만나면 유혹이 생길 수밖에 없어요. 저도 그랬으니까요. 그렇지만 저는 이러다 내가

길 가다 쓰러져 죽을 수도 있겠구나 싶은 생각이 들어 중단했고, 실제로 그 무렵에 다이어트 양약을 먹고 이상 반응으로 자살 사건이 일어나 이슈가 되기도 했죠.

한약도 마찬가지입니다. 한약도 먹어보았지만 양약과 같이 부작용이 분명 발생했어요. 본인 체질에 맞춰 처방한다 하지만 그 역시 위험한 약은 분명해요. 저에게 나타난 부작용은 두근거림, 울렁거림, 손 떨림, 다한증 등이었어요.

양약이든 한약이든 생각보다 손쉽게 살을 뺄 수 있을지 몰라도 그 어떤 다이어트보다 건강을 해칠 수 있는 위험한 방법이라고 생각해요. 저는 정말 약 먹고 하는 다이어트의 부작용이 무서웠습니다. 더 큰 문제는 약으로 뺀 살은 유지가 되지 않아요. 절대요! 무조건 요요가 오고 그 전보다 더 무섭게 찔 수 있어요.

결국 돌고돌아 모든 다이어트 방법을 다 해보고 실패한 뒤 깨달았습니다. 내 몸은 정직하고, 다이어트도 정직하게 해야 건강하고 아름답다는 것을요!

다시 어터로 산 20대,
그러나 내 몸을 괴롭힌
면역 저하, 대상포진, 저질 체력

대학교에 진학하였고 20대가 시작되었어요. 중고등학생 때는 어른들이 "대학 가면 살 빠진다."라는 말로 저를 위로하고 안심시켜주었는데, 대학에 간다고 해서 살이 빠지진 않았어요.

여중, 여고를 졸업해서 남자 사람과 지낼 일도 거의 없었고, 모태 뚱보라 외모콤플렉스까지 있던 저는 학교가 너무 불편했어요. 남자선배들이나 남자동기들이 선의로 인사를 건네거나 친해지려고 농담이나 장난을 하면, '나한테 왜 이러지?'라는 생각부터 들었어요. 진심일 리 없다는 생각에 날선 반응이나 무반응으로 대하기 일쑤였죠. 아마 어릴 때부터 가져왔던 자기방어 기질이나 낮은 자존감이 선의의 행동을 공격이나 심한 장난을 하려는 것으로 오해하게 한 것 같아요.

그렇게 대학교 2학년 때, 다시 다이어트를 해야겠다는 다짐이 들었어요. 예쁘고 활기찬 친구들이나 선배들을 보면서 나도 예쁘게 꾸미고 싶은 마음이 생겼기 때문이었어요. 한 달 반 정도인 방학 기간 동안 강도 높은 유산소 운동과 1일 1식으로 10kg 이상을 뺐어요. 나이가 어렸기 때문인지 이런 과격한 다이어트에도 특별한 건강 이상 신호를 느끼지 못했기에, 이게 건강하지 못한 다이어트라는 생각을 하지 않았어요.

그저 여성복을 판매하는 옷가게에 가서 옷을 사 입을 수 있다는 것만으로도 행복했어요. 그 전까지만 해도 여성복 매장은 꿈도 못 꾸고 주로 스포츠브랜드의 박시한 옷과 편안한 운동화만 샀기 때문이죠. 여성복이 맞는다는 것이 마치 꿈 같았어요. 쇼핑한 옷들을 방에 늘어놓고 한참을 보며 얼마나 설레고 두근거렸는지, 지금도 그때의 기분을 잊을 수 없어요. 뚱뚱하던 시절 친구들과 여성복 가게에 가면 점원들은 저를 손님으로 취급하지 않았고, 아예 신경도 쓰지 않았어요. 스스로도 너무 위축되었던 적이 많았는데, 그런 제가 '여자 옷을 다 입다니!'라는 희열이었어요.

비록 L사이즈(꽉 끼는 66사이즈)의 여성복이지만, 여성복을 입을 수 있다는 것에 만족하고 유지하려고 많이 노력했어요. 하지만 개강을 하고 다시 학교를 다니고 모임 자리와 외식이 계속되다보니, 취업 직전에는 예전처럼 통통하게 살이 올랐어요. 사실 지금 생각해보면, 그 정도의 통통한 모습도 괜찮았는데 당시에는 뚱뚱했던 과거의 기억 때문에 조금만 살이 올라도 주변을 의식하고 말 하나하나에도 예민하게 반응했지요.

통통한 제 자신이 너무나도 싫었던 저는 25살 영양사 취업 후 다시 다이어트를 시작했어요. '영양사라서 더 영양가 있고 더 건강하게 했겠지?'라고 생각하실 테지만, 25살의 어린 저는 영양사임에도 영양적이나 건강적인 부분은 다 접어두고 덜 먹고 많이 움직이면 빠진다는 단순한 틀에 맞춰 다이어트를 했어요.

'덜 먹고 많이 움직이면'이라는 말이 건강하게 느껴지나요? 실상은 아침은 굶고 점심과 저녁은 직장에서 식판(직업이 영양사니 직장에 있는 식판으로 밥을 먹었어요.)에 밥 다섯 숟가락, 반찬도 딱 다섯 숟가락 안에 한입씩 먹을 수 있는 양만 담아 티스푼으로 식사하고, 집 근처 운동장 걷기나 헬스장 러닝머신을 이용하는 등 유산소 운동을 한 시간씩 했어요. 간식은 전혀 먹지 않았죠.

이렇게 해서 15kg 이상 감량을 하니, 누가 봐도 늘씬한 상태가 되었어요. 살면서 난생 처음 민소매원피스도 입어봤어요.

하지만 이렇게 말도 안 되게 적은 양을 먹고 운동도 하고 직장생활도 했기 때문이었는지, 아니면 고등학교 시절부터 다이어트와 요요를 반복해서인지 조금씩 몸에서 이상신호가 오기 시작했어요.

1년 내내 감기에 걸려 있었고, 유행하는 온갖 질병은 다 걸릴 만큼 면역력도 낮아졌으며 심지어는 20대에 대상포진에 걸렸어요.

저질 체력이라 조금만 피곤해도 대상포진에 몸살감기에 365일 중 아프지 않은 날을 세는 것이 더 빠를 만큼 허우대는 멀쩡하고 건강해 보이는데 속은 너무나 허약해져 있었어요. 중학교 3학년 때부터 해왔던 각종 다이어트와 행동들이 내 몸에게 가혹한 벌을 주었고, 스스로를 병들게 한 거죠.

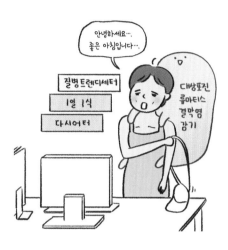

아~ 또 하루가 시작되었구나!

너무 배고파! 기운 없어! 감기는 왜 일케 안 낫는 거야?

그래도 오늘은 회사 끝나면 운동 가야지. 다시 살 찌면 어떡해!!! 절대 안 돼!!!

06

제대로 된 음식과 근력 운동으로
체지방만 14kg 감량

수많은 다이어트 방법을 실패하고 쪘다 뺐다를 반복하며 지내던 중 저에게도 서른이 찾아왔어요. 반복된 다이어트와 20대에 경험한 건강을 헤치는 다이어트의 부작용들이 30대에 접어들자마자 몸에서 보여지더라고요. 어려서부터 활동적이지 않고 운동을 즐겨하지 않고 서른 살에 접어드니 체력은 떨어지고 겉으로 보기엔 덩치도 좋고 건강한 것 같지만 면역력도 너무나 낮아 유행하는 질병은 모두 걸리는 '질병 트렌디세터'가 되어 있었어요.

이제 더 이상 적게 먹고 유산소로만 몸을 혹사시키는 다이어트로는 내 몸을 유지할 수 없고, 내가 원하는 건강한 정신과 몸을 얻을 수 없다는 것을 깨달았어요. 4년 내내 학교에서 영양에 대한 지식을 쌓았고, 그동안 영양사로 많은 현장 경험을 했는데도 바보 같은 방법으로 내 몸을 망치고 있었죠.

더 이상은 쉽고 빠른 길로만 가려고 하지 말고 조금은 어렵고 천천히 가더라도 건강한 선택을 하자라고 다짐했어요. 서른 살이 되니 어릴 때부터 찌고 빼고를 반복한 피부와 살들이 멀쩡할 리 없었어요. 살이 늘어지고 처지고 흔들리며, 튼살과 셀룰라이트는 더 돋보였지요. 저는 무엇보다 탄탄하고 건강한 몸을 가지고 싶었습니다. 그래서 우선 근력 운동을 하자는 마음으로 일단 헬스장을 등록하고 1개월은 그냥 러닝머신만 살짝 하고 눈치 보며 0.5kg 덤벨만 들고 살짝 두리번거리다 돌아오기 일쑤였어요. 운동법이나 기구 사용법도 모르고 트레이너들에게 살갑게 다가가 물어볼 자신도 없었거든요.

그러던 중 이왕 나를 위해 투자하는 거 제대로 된 운동과 식단으로 건강하게 몸을 만들어보자 싶었어요. PT 이벤트 광고를 보고 등록하여 PT 수업을 받게 되었고, 직장인 월급에 PT 비용은 생각보다 큰 결심이 필요했고 그만큼 각오도 단단히 하게 되었죠.

운동을 본격적으로 시작하며 식단을 바로 잡아보기로 마음먹었어요. 내 직업은 영양사인데 왜 나에게 적용하지 못했을까 하는 생각이 들었죠. 양질의 식단으로 운동을 하며 몸을 만들어본 것은 이때가 처음이었어요.

일반식의 유혹과 다이어트 식단이 생소해서 어려웠지만 요리를 좋아하는 것이 많이 도움되어 이것저것 새로운 것을 만들어 먹고 일반식도 다이어터 버전으로 만들기도 하고 다양한 다이어트 식품과 식재료들을 경험하며 새로움을 찾는 재미가 있었어요.

나와의 약속을 위해 식단 사진을 찍어 다이어트 인스타그램 계정을 만들어 기록하기 시작하였고 운동도 수업과 개인 운동을 주 5회 이상 3개월을 하니 약 체지방만 약 14kg을 감량하였고 복근까지 슬며시 생겨나게 되었어요. 처음 센터 등록할 땐 70kg 정도였고 운동과 식단 조절 후 체지방만 14kg 감량하고 근육은 지켜 55~56kg을 유지했습니다.

과거에도 소식 다이어트를 통해 같은 무게였던 적은 있지만, 운동과 클린한 식단을 병행하니 무게는 같아도 몸이 다르더라고요! 제대로 바디디자인이 되어가고 있는 기분이었어요.

건강은 훨씬 좋아졌고 1년 내내 달고 살던 감기는 더 이상 걸리지 않고, 면역력과 체력이 좋아졌다는 것을 스스로 느낄 수 있었어요. 평생 입을 수 없을 것 같던 S사이즈 옷도 입고, 눈으로 보이는 효과가 드라마틱하니 바디프로필 촬영이라는 새로운 목표까지 생겼어요.

이미 꽤 만족스러운 모습이었지만 바디프로필을 위해 또 한 번의 감량을 시작했고, 48.5kg까지 감량을 하게 되었어요. 살면서 몸무게 앞자리가 4였던 것은 초등학교 저학년 때가 끝이었는데 정말 놀라웠어요. 하면 되는구나, 더 이상 빠질 것 같지 않던 팔뚝살도 다 빠지고, 왕자 복근까지 만들어지더라고요.

이렇게 살을 많이 뺐는데 부작용은커녕 지금까지 했던 모든 다이어트 중 가장 건강하다는 생각이 들 만큼 건강도 좋아지고 주변에서도 안색이 달라졌다고 소리를 들을 만큼 바뀌었어요.

그렇게 첫 바디프로필은 기분 좋게 마칠 수 있었어요! 물론 엄청난 노력과 인내가 필요하지만 충분히 가치 있는 일이었죠. 정말 제 자신의 끝을 봤던 것 같아요. 더 깊숙한 내면도 들여다볼 수 있었고요. 제 자신의 한계를 경험했고 그 한계를 이겨냈다는 대견함과 성취감을 얻었어요. 외형적으로뿐만 아니라 내적으로도 더욱 강하고 단단해지는 계기가 되었어요.

예뻐지는 것보다 강해지는 것은 더 어려운 일인 것 같아요. 극한의 다이어트를 하면 체력적으로도 힘들지만 정신적으로 정말 많이 힘들고 외롭거든요. 너무 힘들어서 그만하고 싶다는 마음, 먹고 싶은 마음, 내가 뭘 위해 이렇게까지 하고 있나 싶은 생각 등 그러면서 우울감도 찾아오고 감정의 기복도 굉장히 심해지는 것 같아요. 이런 모든 것들을 이겨내면서 몸을 만들었고 만든 몸을 보고 많은 분들이 정말 고생했다 멋있다 해주셨을 때는 정말 눈물이 났어요.

단순히 나의 리즈 시절을 제대로 기록하고 싶다는 마음에서 바디프로필을 시작했는데, 지금은 제 인생에 있어 큰 교훈과 스스로에 대한 믿음을 가질 수 있도록 만들어준 계기가 된 것 같아요.

이렇게 감량을 하는 동안 인스타그램을 통해 다이어트를 하는 인친님들과 서로 응원과 격려를 보내고 다양한 다이어트 정보(운동이나 식단)를 나누며 소통을 했기에 더욱 즐겁게 다이어트를 할 수 있었던 것 같아요!

07

모태 뚱보,
보디빌딩 비키니선수로 방송 출연까지!

바디프로필 촬영 후 일반식과 다이어트 식단을 병행하며 운동도 꾸준히 하였고 건강한 유지어터로 지내던 중 '내 몸이 어디까지 더 변할 수 있을까?' 하는 호기심이 생겼어요.

아동비만이었기 때문에 X자 다리나 굽은 등, 타고난 굵은 팔뚝, 일자 통허리로 사실상 살을 빼도 예쁜 체형은 아니었어요. 그런데 바디프로필 준비를 하다보니 감량뿐 아니라 체형이 바뀌기 시작했어요. 통짜 허리는 등 하부 운동을 하며 라인이 있어 보이게 바뀌었고, 근력을 단련하기 위한 동작을 할 때의 자세인 가슴을 펴고 허리 힘을 준 기본 동작을 지속하며 굽은 등도 교정이 되었고요.

저는 약간 X자 다리(외반슬)의 형태가 있던 하체였는데 지금은 조금 교정이 되어 보여요. 골반 틀어짐의 가장 큰 원인인 외반슬은 엉덩이 근력 운동과 허벅지 안쪽의 근력 운동으로 근육을 강화시키며 개선되었어요.

이렇게 점차 체형이 변하자 나도 할 수 있지 않을까 하는 생각이 들었고 바로 목표를 정했어요. 사실 살이 쪘을 때는 자존감도 낮고 자신감이 부족해서 '나는 못할 거야'라는 마인드로 살았어요. 그런데 바디프로필 촬영으로 큰 성취감을 맛본 이후 정신적으로도 많이 건강해지더라고요.

2019년 상반기를 목표로 3개월간 보디빌딩 비키니부문 대회를 준비하며 감량을 시작하였고, 바디프로필과는 다르게 더욱더 강도 높은 운동과 포징 레슨까지 진행했고, 대회 비용 마련을 위해 영양사 근무 후 저녁에는 아르바이트까지 병행하며 투잡을 했어요. 바쁘고 힘든 나날이었지만 목표가 있어서 버틸 수 있었어요.

바디프로필 이후 몸을 더 잘 만들 수 있을 거라는 자신감이 붙었고 무조건 해내겠다는 당찬 포부로 시작했지만, 바디프로필의 세 배 정도 힘들었던 것 같아요. 산업체 영양사로 근무하며 오전 6시에 출근했는데 이른 시간 세 끼 도시락을 직접 싸서 출근했고, 움직임이 많은 업무를 한 뒤 퇴근후 포징 레슨과 세 시간의 운동을 마친 뒤 집에 돌아와 또 포징 연습을 했어요. 구두에 익숙치 않아서 발등의 살갗이 다 벗겨졌고 그 상황에도 양말을 신고 진물이 들러붙도록 운동과 포징 연습을 했어요. 순간순간 왜 이렇게까지 하고 있지 하는 의문도 들었지요.

그렇게 힘이 들 때마다 주변 지인과 가족들의 응원도 힘이 되었지만, 특히나 얼굴도 모르는 인스타그램 인친님들이 달아주시는 응원 댓글이 큰 힘이 되었어요.

그리고 많은 분들에게 보여주고 싶었어요. 모태 뚱보도 마음만 먹으면 더 해낼 수 있다는 것, 나도 포기하지 않을 테니 다들 포기하지 말기를 바라는 마음들이 버틸 수 있게 해준 힘이었죠.

다이어트하는 분들이 생각보다 마음이 힘든 분들이 많아요. 저는 그 분들에게 마음으로 행동으로 보여드리고 전달해드리고 싶었어요. 제가 특별하고 대단해서가 아니라 누구든, 언제든 할 수 있다는 것을요.

그렇게 이를 악물고 무대를 올라가던 순간 '아, 나 이제 못할 것이 없겠다'라는 생각이 딱 들더라고요. 몸을 다 드러내고 작은 천 쪼가리에 의지해 300여 명 앞에서 그동안 죽어라 열심히 만든 몸을 보이며 포징을 하던 그 순간을 잊을 수 없어요.

뚱보라고 놀림받아 전학 보내달라던 내가, 36인치를 입던 내가, 날씬해보는 게 소원이었던 내가 배에는 왕자 복근을 장착하고 수많은 사람 앞에 몸매로 평가받는 대회에 나왔다는 것 자체가 너무나 큰 감격이었어요. 거기에다 세 번의 대회 참가에서 두 번의 1등이라는 말도 안 되는 일까지 벌어졌죠. 아직도 어색하기 그지없는 '이보람 선수'라는 호칭까지 얻게 되었어요.

대회 이후 TV 출연 제의도 많이 받았는데 그중 〈MBC 기분 좋은 날〉에 다이어트의 신으로 소개된 적이 있어요. 맛있는 다이어트 식단으로 감량한 비법을 소개하며 직접 음식도 만들었고, 비키니 대회 포징도 선보이며 좋은 추억을 쌓았습니다.

저는 살이 쪘을 당시의 사진이 거의 남아 있지 않아요. 아마 살이 찐 사람들은 다 공감할 텐데, 남들 앞에 서는 것도 사진에 찍히는 것도 싫어했어요. 방송에 공개된 비포 사진도 친척 군대 면회갔다가 필름 카메라로 다같이 찍은 거라 남아 있는 사진이에요. 사진을 찍더라도 각도를 틀어 잘 가리고 찍거나 포토샵으로 고치기 일쑤였어요. 저는 웹디자이너를 꿈꿨던지라 포토샵 솜씨가 정말 좋았거든요. 친구들과 사진을 찍으면 일단 제가 검열하고 포토샵으로 고친 후 나눠주고 원본은 다 지워버렸어요.

그렇지만 그런 모습까지도 적나라하게 기록하면서부터 진짜 다이어트가 시작되는 것 같아요. 다짐을 했다면 지금 바로 거울 앞의 정직한 그대로의 내 모습을 바라보세요. 앞, 뒤, 옆 사진을 찍어두고 스스로 목표를 정하고 얼마만큼 빼고 싶은지 어떻게 몸을 만들어가고 싶은지를 정하는 거에요. 매일 또는 1~2주마다 눈바디를 기록하고 열심히 감량한 뒤 한 달 뒤 비포와 애프터 사진을 비교해보면 스스로 달라진 모습과 성취감을 느낄 수 있어요.

저는 요즘도 눈바디를 수시로 찍으며 거울 속 제 모습을 기록해요. 몸은 거짓말을 하지 않아요. 지금은 오히려 뚱뚱했을 때의 사진을 많이 남겨두었다면 비교하기 좋았겠다는 생각을 합니다.

08

영양사 유지어터라서
꼭 하고 싶은 말

저는 지금 누가 봐도 보기 좋게 날씬하고 건강한 몸을 유지하고 있어요.

바디프로필 촬영 때나 피트니스 대회 때의 왕자 복근은 없지만, 탄력 있는 건강한 몸을 유지하고 있어요. 지금의 저를 보는 분들은 제가 아동비만에 바지를 36인치까지 입었을 거라고 절대 생각하지 못하세요.

저는 여전히 먹는 것에 대한 집착이 큰 편이고 음식을 너무나 사랑해요. 그리고 먹으면 먹는 대로 정직하게 살이 오르는 사람이고요.

10년 넘게 다이어터와 요요, 다시어터를 반복해온 저는 장기간 다이어트를 끌고 가는 게 너무 지치고 힘들어요. 그래서 1년 중 9개월은 유지기, 3개월은 감량기로 1년을 보내는 방식으로 3년째 건강한 몸을 유지중이에요.

저는 칼로리는 참고만 하고 감량기나 유지기에도 하루 세 끼 탄수화물, 단백질, 지방, 섬유질이 골고루 들어간 식사를 하려고 노력해요.

감량기에는 세 끼 모두 다이어트 식단을 진행해요. 하지만 일반식에 뒤지지 않는 맛있게 먹을 수 있는 메뉴들로 구성하려고 노력해요. 제가 먹는 것을 좋아하기 때문에 기쁜 마음으로 도시락 뚜껑을 열고 싶었던 마음이 이렇게 다양한 식단으로 이어진 것 같아요. 감량기 운동은 근력 운동 1시간, 유산소 운동 1시간에서 100분 사이로 주 5회 이상 운동을 하고, 물은 하루 3L 이상 마시며 규칙적인 생활을 하려고 노력해요.

유지기에는 세 끼 중 한 끼는 다이어트 식단으로 먹고 나머지 두 끼는 먹고 싶은 음식을 과하지 않게 적정량을 먹으며, 적게 하더라도 운동은 꾸준히 하는 방법으로 지내고 있어요. 영양이 균형잡힌 양질의 식단과 근육 운동을 하며 감량한 몸은 살이 붙어도 예쁘게 붙더라고요.

하루 세 끼 탄단지섬이 골고루 들어간 양질의 식사를 하라고 하면 어떻게 먹어야 할지 많이들 어려워하세요. 특히 탄수화물 섭취를 너무 겁내면서 탄수화물을 제한하는 식사를 하는 경우가 많죠. 그러나 탄수화물을 섭취하지 않으면 몸에 필요한 에너지원을 전달하지 못해 대사율이 떨어져 체내에서 지방을 분해하지 못해 결국 다이어트에 도움이 되지 않습니다.

칼로리 계산보다는 식품 구성 영양성분을 보고 구성하고, 매끼니 탄단지섬을 다 챙기면 좋겠지만 그럴 수 없는 경우는 이전 끼니와 이후 끼니를 고려해 영양소를 맞춰주면 돼요. 지방질은 식품 속에 조금씩 포함되어 있고 조리 시 또는 드레싱에 함유된 것들로 충족이 되니 탄수화물, 단백질, 섬유질(채소 풍성히) 위주로 구성을 맞춰주세요.

예를 들어 첫 끼니에 탄수화물 200g, 단백질 50g, 채소 30g을 먹어서 탄수화물은 과하고 단백질이 조금 부족했다면 다음 끼니에 탄수화물 80~100g, 단백질 100~200g, 채소 30g으로 더하고 빼주면 됩니다.

다이어트는 어쨌거나 식이 조절이 필수이기 때문에 식사량이 줄어 배변의 어려움을 겪는 분들도 많아지는데 물도 하루 2L 이상 드시는 게 좋아요. 너무 뻔한 이야기지만 모두가 입을 모아 이야기하는 데에는 이유가 있겠지요?

저는 앞으로도 행복하게 먹고 싶은 것 적당히 먹으며, 영양 듬뿍 맛있는 다이어트 식단도 즐기고 건강하게 몸을 만들 예정이에요.

보디빌딩 비키니대회도 조금 더 욕심내어 도전해서 인정받고 싶어요. 원래부터 날씬하지 않았던 사람도 할 수 있다는 걸 증명하고 싶고 스스로의 한계도 시험해보고 싶어요!

다이어트는 몸만 건강하게 만드는 것이 아니라 정신도 더욱 강하게 만드는 것 같아요. 스스로 음식의 유혹을 참아가며 마인드컨트롤하고 운동을 하며 체력적 한계나 의지력을 테스트할 수 있고 더욱 성장하는 모습을 체험할 수 있다고 생각해요.

그래서 무조건 살 뺄 거야가 아닌 난 나로서 아름답게 건강해질 거야라는 마음으로 다이어트를 시작했으면 좋겠어요.

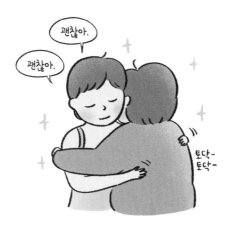

타임머신이 있어 과거로 돌아가 과거의 나를 만날 수 있다면
'너는 많은 것을 해낼 수 있는 사람'이라고 꼭 말해주고 따듯하게 안아주고 싶어.
밝은 척하고 있지만 속으로는 많이 아팠을 과거의 나도,
매일매일 노력하고 있는 현재의 나도 모두 사랑해~

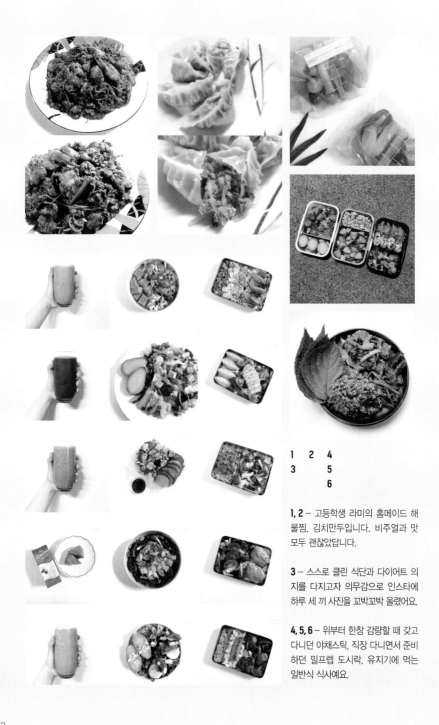

1 2 4
3   5
      6

1, 2 – 고등학생 라미의 홈메이드 해물찜, 김치만두입니다. 비주얼과 맛 모두 괜찮았답니다.

3 – 스스로 클린 식단과 다이어트 의지를 다지고자 의무감으로 인스타에 하루 세 끼 사진을 꼬박꼬박 올렸어요.

4, 5, 6 – 위부터 한창 감량할 때 갖고 다니던 야채스틱, 직장 다니면서 준비하던 밀프렙 도시락, 유지기에 먹는 일반식 식사예요.

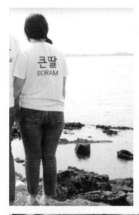
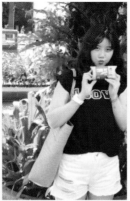
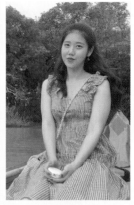
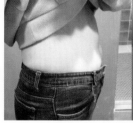
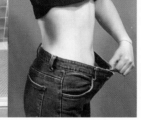
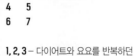

1	2	3
4	5	
6	7	

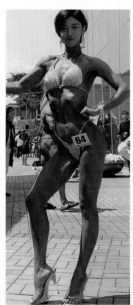
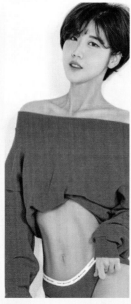

1, 2, 3 – 다이어트와 요요를 반복하던 20대 통통이 시절이에요. 지금 보면 그렇게 다이어트에 집착하지 않았어도 되지 않았을까 생각해요.

4, 5 – 1차로 67kg으로 감량했지만 운동으로 건강하게 살을 빼보자 결심한 후 근육량은 늘고 군살은 빠져서 10kg 감량한 사진이에요.

6 – 직장 다니면서 피트니스 대회를 준비하느라 육체적으로 정신적으로 많이 힘들었어요. 그렇지만 나의 한계를 끝까지 시험해보고 싶은 마음, 소아비만에 바지 36인치를 입으며 자신감 없던 이보람도 해냈으니 당신들도 해낼 수 있다는 걸 보여주기 위해 끝까지 해냈어요.

7 – 바디프로필은 지금의 저를 만들어준 소중한 경험이었어요. 큰 성취감을 통해 정신적으로도 건강해지고, 스스로에 대한 믿음을 가질 수 있게 되었지요.

Fried potato

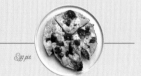

Egg pie

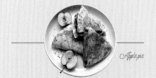

Apple pie

Part 2

믿고 먹는 라미 레시피 86

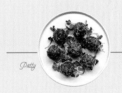

Patty

Tuna bibimbap

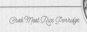

Crab Meat Rice Porridge

Chapter 1

다이어트와 운동, 직장생활, 사람들에 지쳤을 때

위로해준 다정한 메뉴들이에요.

식단을 준비하는 동안에도 행복했고,

완성된 음식을 눈으로 보기만 해도 힐링이 되었지요.

몸과 마음에 위로가 필요하신 분들, 지금 당장 함께 만들어보아요!

지친 마음 위로하는

힐링 한 그릇

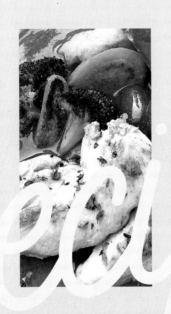

초간단이지만
고단백이랍니다!

오야코동

매일 먹는 닭고야가 질렸다면, 일본의 '모자(母子)덮밥'이라 불리는 '닭고기달걀덮밥'으로 깔끔하고 맛있게 즐겨봐요!
체력이 달리거나 근육 활동이 많을 때, 고단백 구성으로 근회복을 돕고 포만감이 오래가는 다이어터 버전 오야코동을 추천해요!
만들기도 쉽고 맛도 좋으니 부담 없이 시작해보세요.

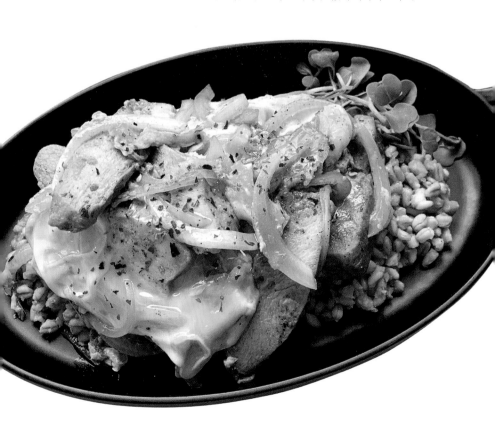

준비재료

주재료 ——
잡곡밥 100g
닭가슴살(완제품) 100g
양파 1/2개
달걀 1개

양념 ——
배합 소스
(물 1/3컵, 간장 1큰술,
스테비아 한 꼬집,
후춧가루 한 꼬집)
올리브유 1큰술

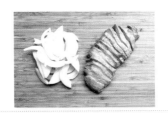

① 닭가슴살과 양파를 길게 썬다.

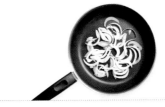

② 달군 팬에 기름을 두르고 양파 – 닭가슴살 순으로 볶는다.

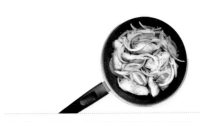

③ 배합 소스를 넣고 한 번 끓어오르면 불을 줄인다.

- 천연감미료인 스테비아는 소량 사용으로 단맛을 끌어낼 수 있어요. 스테비아 대신 올리고당 0.3큰술로 대체해도 되니 스테비아 없다고 걱정하지 마세요.

- 달걀은 노른자 모양을 그대로 살려도 좋고, 터뜨리거나 완숙으로 취향에 맞게 즐기세요.

- 조금 부족한 식이섬유는 야채샐러드를 함께 곁들이면 OK!

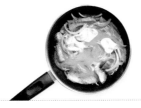

④ 달걀을 넣고 반숙으로 익힌 후, 잡곡밥을 담은 그릇에 바로 덮어서 완성.

한국 사람이라면
다이어트도 김치로!

김치말이 쌈밥

도시락을 싸서 다니는 다이어터로서 냄새 때문에 쉽게
김치를 먹을 수 없었어요. 물론 집에서는 김치를 충분히
먹었지만요.
도시락으로도 냄새 풍기지 않고 깔끔하게 먹을 수 있었
던 김치말이 쌈밥! 양도 푸짐하고 다른 양념 없이 김치
간만으로도 충분히 맛있는 한국적인 다이어트 식단이랄
까요. 김치의 식이섬유와 유산균도 충분히 섭취할 수 있
고, 두부와 닭가슴살을 다져 섞은 밥으로 더욱 든든한 다
이어트 식단이 된답니다!

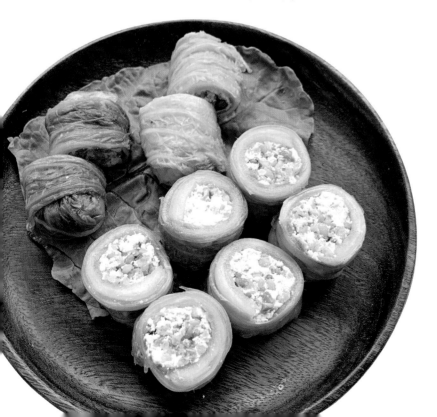

준비재료

주재료 ——
잡곡밥 100g
두부 100g
닭가슴살(완제품) 40g
김치 6장

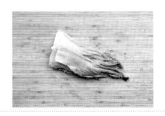

① 김치는 배춧잎을 살려 자른 뒤 양념을 씻고 물기를 꾹 짠다.

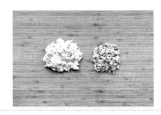

② 두부는 물기를 제거하여 으깨고, 닭가슴살은 잘게 다진다.

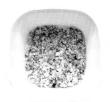

③ 밥, 두부, 닭가슴살을 섞어 6등분하여 주먹밥 모양으로 만든다.

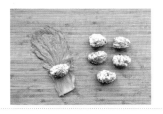

④ 김치에 밥을 넣어 돌돌 말아 싸면 완성.

• 김치는 갓 담근 김치보다는 익은 김치나 묵은지를 이용해야 더 맛이 좋답니다.

• 김치의 넓은 잎 부위를 이용하여 싸야 잘 말리고, 짜지 않게 먹을 수 있어요!

81

카레 말고
커리 주세요

고구마 커리스튜

밥 없이 고구마로 탄수화물을 대체해 이국적인 요리처럼 먹을 수 있는 '고구마 커리스튜'! 카레라이스 말고도 카레를 즐길 수 있는 방법은 무수히 많지요.
스튜라고 오랜 시간 끓일 필요 없이 간단하고 맛있게! 탄수화물과 단백질, 그리고 채소까지 풍성하게 넣어 특식으로 즐길 수 있는 기분 좋아지는 메뉴예요.
비 오는 날 따끈하게 끓여 먹으면 기분 전환으로도 좋은 다이어트 식단이에요!

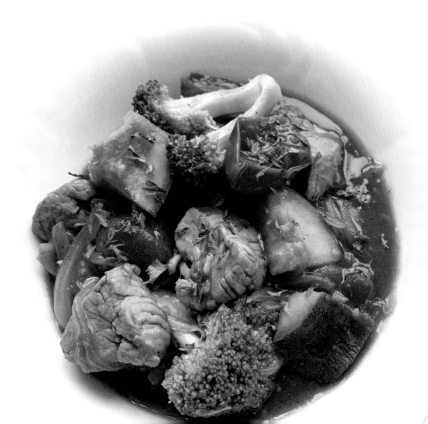

준비재료

주재료 ──
고구마 80g
돼지고기(안심) 100g
양파 1개
방울토마토 5개
브로콜리 50g

양념 ──
고형 카레 25g
물 1½컵
다진 마늘 0.5큰술
소금 한 꼬집
후춧가루
올리브유 0.5큰술

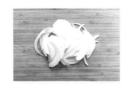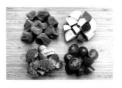

① 양파는 채 썰고 고구마, 고기, 방울토마토, 브로콜리는 한입 크기로 깍둑썰기 한다.

② 고구마는 내열 용기에 담아 랩을 씌어 숨구멍을 낸 뒤 전자레인지에 2분 돌려 익힌다.

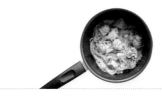

③ 달군 냄비에 기름을 두르고 양파가 노릇해질 때까지 볶다가 고기와 다진 마늘, 소금을 넣고 겉면을 익힌다.

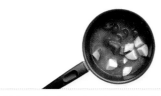

④ 물과 고구마, 방울토마토, 카레를 넣고 약 10분간 잘 저으면서 푹 끓여 익힌다.

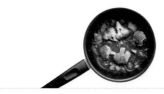

⑤ 어느 정도 묽은 기가 사라지면 브로콜리를 넣고 완성.

• 저지방 우유 1/2컵 정도를 추가하면 조금 더 크리미하게 저염으로 즐길 수 있어요.

• 냉장고 속 어떤 채소로도 무궁무진하게 변신 가능하며, 고구마 대신 따끈한 밥을 곁들이면 채소가 풍성한 카레덮밥으로 먹을 수 있어요.

04

소요시간
30분

참치김밥 생각날 때
참지 말고 먹어요

참치샐러드 김밥

다이어터가 아닐 때 즐겨 먹던 참치김밥! 다이어트를 하는 동안에도 참치김밥을 먹을 수 없을까 생각하며 만든 게 참치샐러드 김밥이에요.

일반식으로 먹어도 충분히 맛있어서 다이어트 식단으로 차별받지 않고 온가족이 함께 즐길 수 있어요. 참치샐러드 김밥은 담백하고 깔끔해서 입맛 없는 계절에도 딱 좋아요. 이름에 김밥이 들어가는 메뉴이니 도시락으로 안성맞춤인 건 말할 필요도 없겠죠.

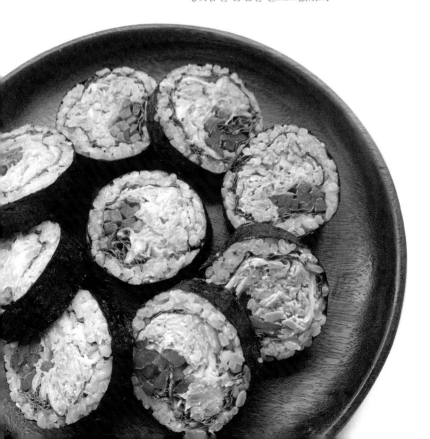

준비재료

주재료 ——
잡곡밥 130g
캔 참치 50g
김밥용 김 1.5장
양배추 60g
파프리카 1/2개
깻잎 8장

양념 ——
소이마요 1큰술
소금
깨

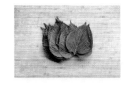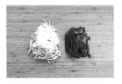

① 깻잎은 꼭지를 자르고, 양배추와 파프리카는 채 썬다.

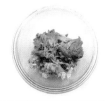

② 참치는 뜨거운 물을 부어 기름을 제거하고 물기를 뺀 후 50g 준비하여 소금과 깨를 넣어 양념한다.

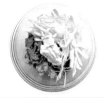

③ 참치에 채 썬 양배추를 넣고 소이마요를 넣어 섞어 샐러드를 만든다.

- 소이마요 대신 고추장 1큰술과 청양 고추를 곁들여 넣어 고추참치 김밥으로 만들면 어른 입맛 메뉴로 변경하여 즐길 수 있어요.

- 샐러드에 오이피클 2~3조각을 다져 넣어 조금 더 상큼한 김밥으로 업그레이드할 수 있어요.

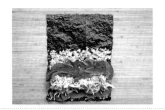

④ 김 1.5장을 붙여서 편 후 밥을 깔고 깻잎 – 샐러드 – 파프리카 순으로 얹은 뒤 말아서 완성.

보라색과 빨간색 속
상쾌한 꽈배기 파스타

가지 토마토 푸실리

원래 가지를 별로 좋아하지 않았는데, 다이어트 식단을 하며 가지의 맛을 알게 되었답니다.

알고 보면 착한 다이어트 식재료인 가지는 식이섬유가 풍부해 장 활동에도 좋고, 칼륨의 이뇨 작용으로 부기 제거에도 효과적이라고 해요. 또한 토마토에 함유된 리코펜과 가지 색소인 나스닌은 서로 궁합이 좋아 항암 식단으로도 많이 사용되고 있어요.

가지와 토마토 듬뿍 들어간 산뜻한 푸실리 한 그릇에 기운도 기분도 상쾌하게 리프레시!

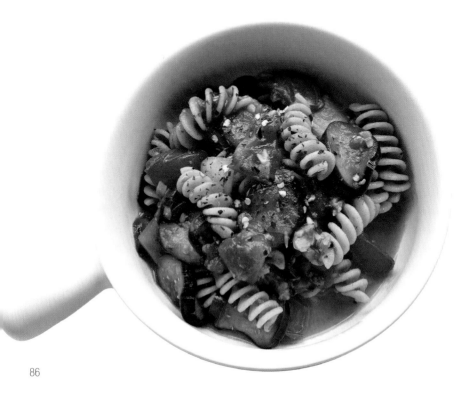

준비재료

주재료 ──
통밀푸실리 50g
닭가슴살(완제품) 50g
가지 1개
토마토 1개
양파 1/4개

양념 ──
토마토소스 2큰술
다진 마늘 0.5큰술
소금 두 꼬집
후춧가루
올리브유 0.5큰술
파슬리가루
크러쉬드레드페퍼

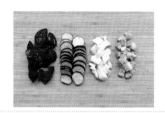

① 닭가슴살, 토마토와 양파는 깍둑썰기 하고, 가지는 둥글게 납작 썬다.

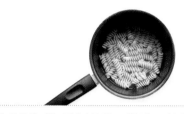

② 푸실리는 끓는 물에 소금 한 꼬집을 넣고 10분 삶는다.

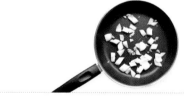

③ 달군 팬에 기름을 두르고 다진 마늘, 양파, 크러쉬드레드페퍼를 넣고 볶아 풍미를 낸다.

- 푸실리 대신 밥으로 탄수화물을 대체하여 덮밥으로 먹어도 맛있어요.

- 마트에서 파는 스파게티용 토마토소스를 사용했어요. 남는 소스는 볶음밥이나 떠 먹는 고구마피자에도 사용할 수 있고, 소스가 없다면 무설탕 케첩을 이용해도 될 듯해요. 대신 맛은 좀 덜하겠죠?

- 슬라이스 치즈 1장 또는 피자치즈 20g 정도를 토핑하면 더욱 맛있게 즐길 수 있어요!

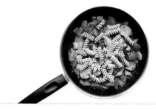

④ 닭가슴살, 가지, 토마토를 넣고 재료가 말랑해질 때까지 볶다가 토마토소스, 소금, 후춧가루로 간한 뒤 삶은 푸실리를 넣고 파슬리가루를 뿌려 완성.

악마의 유혹에서 구해준
크림소스 가득한

오트밀 크림리소토

다이어트 기간에 절대 먹으면 안 될 것 같은 메뉴 중 하나가 바로 크림소스 가득한 파스타나 리소토예요. 하지만 제가 누군가요. 저는 결국 크림리소토도 먹었답니다. 식이섬유 풍부한 오트밀과 소량의 저지방 우유로 만드는, 죄책감 없이 다이어트 식단으로 먹을 수 있는 오트밀 크림리소토를 소개할게요!
생각보다 진득한 크림소스 맛에 놀랄 거예요.

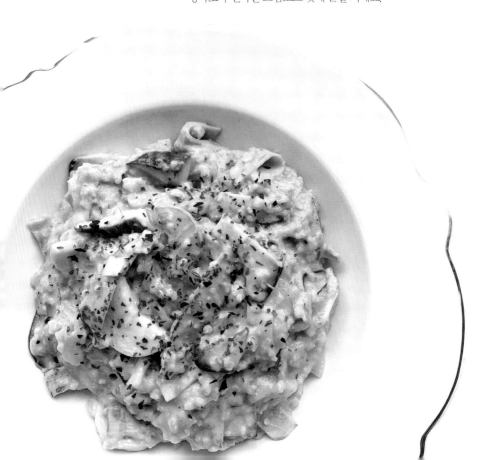

준비재료

주재료 ——
퀵오트밀 4큰술(40g)
닭가슴살햄 40g
새송이버섯 1/2개
양파 1/6개
슬라이스 치즈 1/2장

양념 ——
물 100ml
저지방 우유 100ml
소금 한 꼬집
후춧가루
올리브유 0.5큰술

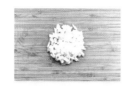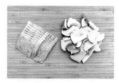

① 양파는 잘게 다지고, 햄과 버섯은 얇게 납작 썬다.

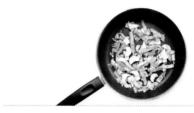

② 달군 팬에 기름을 두르고 양파 – 햄 – 버섯 순으로 넣어 볶는다.

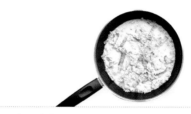

③ 퀵오트밀과 물, 우유를 넣고 소금과 후춧가루로 간을 한 뒤 걸쭉해질 때까지 중간불로 은근히 끓인다.

- 파스타로 즐기고 싶다면 오트밀 대신 통밀푸실리 또는 통밀파스타 50g으로 대체하여 구성하면 좋습니다.

- 크림소스는 먹었으니 이제 로제소스가 그립다고요? 어려울 거 없죠. 소금으로 간하는 대신 토마토소스 2큰술 정도를 넣어보세요!

- 꼭 닭가슴살햄과 새송이버섯이 아니라도 괜찮아요.

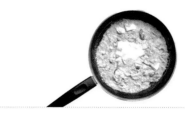

④ 치즈를 녹여 섞는다. 취향에 따라 파슬리가루와 크러쉬드레드페퍼를 뿌려 완성.

만드는 시간도 퀵!
컨디션 회복도 퀵!

크래미 오트밀죽

전자레인지로 만드는 초간단 오트밀죽!
몸이 축축 처지고 컨디션이 좋지 않은 날에 즐겨 먹었던
오트밀죽. 크래미와 달걀로 풍부한 맛을 더한 레시피에
요. 퀵오트밀을 사용하기 때문에 오트밀 불리는 과정을
거치지 않아도 충분히 죽의 질감이 나오고, 10분 만에 만
들 수 있는 식단이기 때문에 너무 배가 고플 때 후다닥
만들어 먹을 수 있어요.
식이섬유가 풍부한 오트밀로 포만감을, 크래미와 달걀
로 부족한 단백질도 채워줘요.

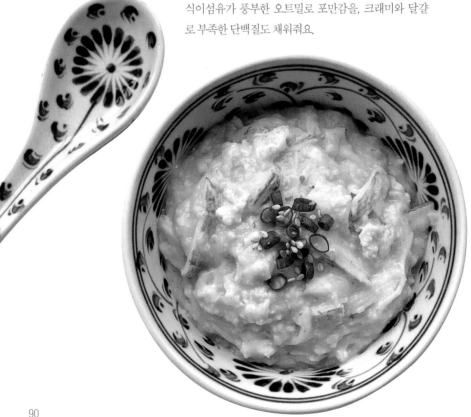

준비재료

주재료 ──
크래미 4개(70g)
퀵오트밀 4큰술(40g)
달걀 1개

양념 ──
소금
참기름
참깨
물 1½컵

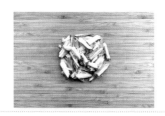

① 크래미는 결대로 찢어 준비한다.

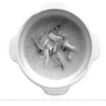

② 전자레인지용 용기에 퀵오트밀, 물, 크래미를 넣어 2분 돌린다.

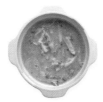

③ ②에 달걀 1개를 넣어 잘 섞고 소금 살짝 넣어 간을 맞춘 뒤 전자레인지에 1분 30초 돌린다.

- 크래미 말고 캔 참치를 뜨거운 물에 헹구어 사용하거나, 닭가슴살햄을 이용해도 좋아요! 이래저래 다양하게 응용 가능해서 좋은 레시피.

- 맛있는 집 김치와 곁들여 먹으며 정말 꿀맛이에요!

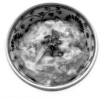

④ 그릇에 죽을 담고 기호에 맞게 참기름 한두 방울과 참깨를 뿌려 완성.

부담은 제로!
가벼워도 정말 가벼운

두부 스크램블드에그 덮밥

피트니스 대회 준비 마지막 기간에는, 식단에서 탄수화
물을 줄여야 했어요. 식사량이 너무 적어서 도저히 버텨
지지가 않았을 때 양을 늘려보자는 마음으로 만들었던
레시피 중 하나입니다!
보통 두부 스크램블드에그를 덮밥으로는 잘 안 먹더라
고요. 달걀과 밥의 조화는 굉장히 꿀맛인데 말이죠. 여기
에 다이어터들이 먹을 수 있는 소스를 곁들이면 한 끼로
충분한 아주 가볍고 가성비 좋은 덮밥이 완성돼요.

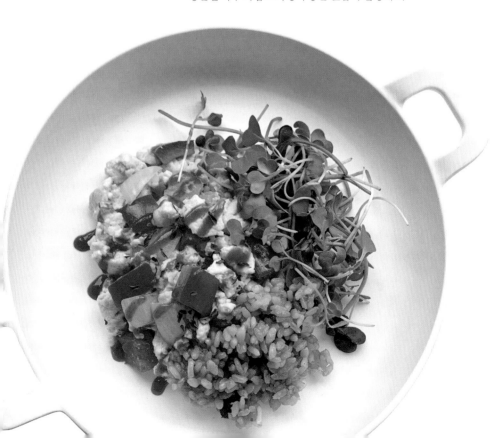

준비재료

주재료 ——

잡곡밥 80g
두부 1/2모(150g)
달걀 2개
파프리카 1/2개
양파 1/4개
어린잎 채소 15g

양념 ——

소금 한 꼬집
후춧가루
올리브유 0.5큰술
스리라차

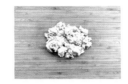 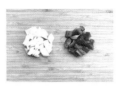

① 두부는 물기를 제거하여 으깨고, 양파와 파프리카는 잘게 깍둑 썰기 한다.

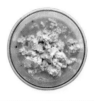

② 달걀은 잘 풀어 소금과 후춧가루로 간하고, 으깬 두부와 함께 섞 는다.

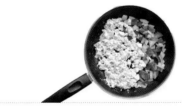

③ 달군 팬에 기름을 두르고 양파와 파프리카를 볶아 익힌 뒤 한쪽 으로 몰아 두고, ②도 마저 스크램블하여 익힌다.

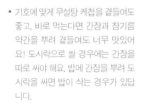

- 기호에 맞게 무설탕 케첩을 곁들여도 좋고, 바로 먹는다면 간장과 참기름 약간을 뿌려 곁들여도 너무 맛있어 요! 도시락으로 쌀 경우에는 간장을 따로 싸야 해요. 밥에 간장을 뿌려 도 시락을 싸면 밥이 삭는 경우가 있답 니다.

- 밥을 빼고 구성하면 탄수화물을 제한 한 무탄 식단으로도 응용할 수 있고, 빵을 이용해 구성하면 브런치 느낌으 로 든든한 한 끼 식사가 가능해요!

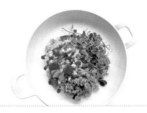

④ 밥에 두부 스크램블드에그와 어린잎 채소를 얹고 스리라차를 뿌려 완성.

09
소요시간
15분

오독오독 개운한
식감이 살아 있는

――――

참치 해초 비빔밥

해조류가 다이어트에 좋다는 사실은 누구나 알지만, 식
단에 적용하는 게 쉽지는 않아요.
해조류를 맛있게 먹을 수 있고, 캔 참치로 단백질도 채워
주는 초간단 레시피 '참치 해초 비빔밥'. 알록달록 해초들
이 오독오독 씹히며 스트레스도 해소해주고, 지루한 식
단에 개운함을 주기도 해요!
다이어트 때문에 장 활동이 원활하지 못해 힘들었던 분
들에게도 강력하게 추천하는 메뉴. 다음 날 행복한 아침
을 약속합니다!

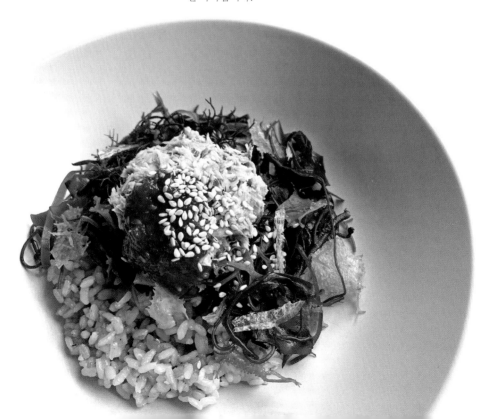

준비재료

주재료 ──
잡곡밥 130g
염장 해초 50g
캔 참치 40g

양념 ──
고추장 1큰술
다진 마늘 0.3큰술
참기름 0.3큰술
참깨 조금

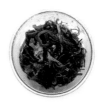

① 해초는 흐르는 물에 소금을 씻어내고 물에 10분 이상 담가 염분을 제거한 뒤 물기를 턴다.

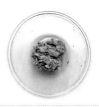

② 참치는 뜨거운 물을 부어 기름을 제거하고 물기를 뺀다.

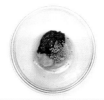

③ 고추장, 다진 마늘, 참기름, 참깨를 섞어 비빔장을 만든다.

- 참치 대신 닭가슴살을 잘게 다져 단백질을 대체해도 좋아요.

- 염장 해초는 요즘 대형마트 어디에서든 쉽게 발견할 수 있어요. 판매하는 해초는 보통 4인분 분량인데, 1인 분량만 덜어 먹은 뒤 나머지는 지퍼백이나 밀폐 용기에 냉장 보관하였다가 먹을 수 있어요. 혹시 물에 담가 염분을 제거한 해초가 남았다면 냉동 보관했다가 먹으면 됩니다.

- 만약 건해초가 있다면, 건해초의 1인 분량은 약 8~10g이에요! 너무 많이 불려서 남게 되면 역시 냉동 보관하면 돼요.

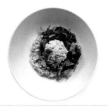

④ 그릇에 밥을 담고 해초, 참치, 비빔장을 얹어 완성.

좋은 맛이 층층이
겹겹이 파스타

쌈두부 라자냐

이탈리아 파스타 요리로 가정식으로 많이 즐기는 요리 중 하나인 '라자냐'!
넓적한 면 반죽을 직사각 모양으로 자른 파스타를 속 재료와 층층이 쌓아 오븐에 굽는 요리인데, 쌈두부와 제철 채소를 듬뿍 넣어 가볍게 다이어터 버전으로 만들어 즐길 수 있어요.
칼질하며 근사한 한 끼를 만들다보면 저절로 기분 전환도 된답니다. 도시락에 담아 기분 좋게 외출할 수도 있는 메뉴예요!

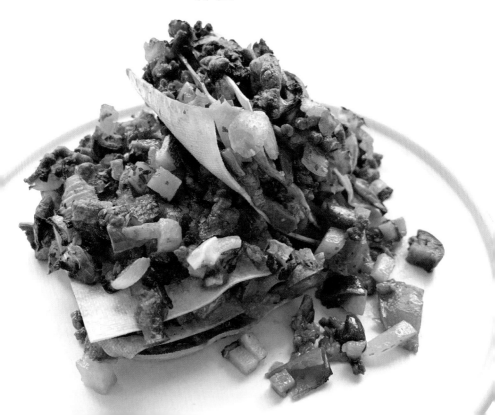

준비재료

주재료 ──
쌈두부 6장
다진 소고기 80g
양파 1/4개
가지 1/2개
애호박 1/4개
토마토 1개
피자치즈 2큰술

양념 ──
토마토소스 2큰술
다진 마늘 0.3큰술
소금 한 꼬집
후춧가루
파슬리가루
올리브유 0.5큰술

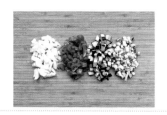

① 양파, 가지, 애호박, 토마토는 다진다.

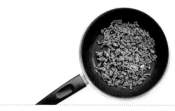

② 달군 팬에 기름 0.3큰술을 넣고 소고기를 다진 마늘, 소금, 후춧
가루로 간하여 볶는다.

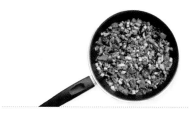

③ 익은 고기에 양파, 가지, 애호박, 토마토, 토마토소스, 파슬리가
루를 넣고 속 재료를 만든다.

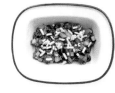

• 오븐이나 에어프라이어가 없다면, 전
  자레인지에 1분 이내로 돌려 치즈만
  녹이면 돼요.

• 탄수화물을 추가하고 싶다면, 쌈두부
  대신 또띠아를 4등분하여 즐길 수 있
  어요.

④ 오븐 용기 안쪽에 기름을 살짝 바른 뒤 쌈두부 위에 소스를 펴
바르기를 반복하며 겹겹이 쌓은 뒤 맨 위에 피자치즈를 뿌리고 에
어프라이어에 180도로 5분 조리하여 완성.

소요시간
20분

따뜻해도 부드럽게
차가워도 부드럽게

밤호박 수프

밤호박을 박스째 구입하고 굽거나 쪄서만 먹다 보면 너무 질리는 순간이 오지요. 그럴 때 즉석으로 후다닥 만들어 따스하게도 먹고, 미리 만들어 냉장고에 넣어 차게도 먹을 수 있는 '밤호박 수프'.

저는 미리 만들어서 얼린 뒤 출근할 때 아침식사로 먹기도 했답니다.

우유와 치즈가 들어가 크리미함을 충분히 느낄 수 있는 부드러운 다이어트식 수프에요!

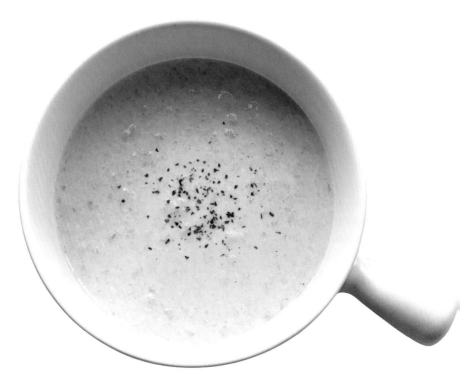

준비재료

주재료 ——
밤호박 1/2개(130g)
저지방 우유 200ml
슬라이스 치즈 1/2장

양념 ——
소금 한 꼬집
후춧가루

① 밤호박은 깨끗이 씻어 전자레인지에 6분 돌려 푹 익힌다.

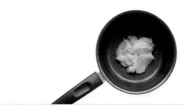

② 익은 밤호박은 반을 잘라 씨를 제거하고 속살만 파낸다.

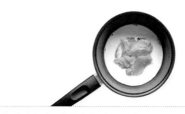

③ 냄비에 밤호박, 우유를 넣고 중간불로 뭉근히 끓이며 덩어리를 으깬다.

- 밤호박 대신 단호박으로도 가능해요! 단호박은 크기가 더 크고 양이 많기 때문에 단호박 무게를 재보고 2~3인분 분량으로 나머지 재료를 늘려 만들거나, 양을 정해 잘라서 조리해도 좋습니다. 미리 찐 뒤 100~130g씩 소분하여 냉동하였다가 사용하는 것도 좋아요.

- 시나몬 향을 좋아한다면 시나몬파우더를 살짝 뿌려 곁들여보세요. 맛이 풍부해진답니다.

- 우유 대신 무첨가 두유나 귀리 우유 등을 이용하면 더욱 건강하게 즐길 수 있어요.

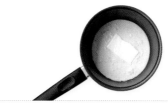

④ 수프 농도가 나오면 치즈를 넣고 녹인 뒤 부족한 간은 소금, 후춧가루를 넣어 완성.

소요시간
25분

눈도 푸짐하게
배도 푸짐하게

마파두부덮밥

다이어트할 때 눈으로도 푸짐하게 먹는 것을 좋아하는
데, 두부를 큼직하게 넣은 다이어트 버전 '마파두부덮밥'
은 그에 딱 맞는 메뉴예요. 식사 후 포만감도 좋고, 맛도
있어서 자주 만들어 먹은 메뉴랍니다.
정석 레시피는 아니지만, 아주 간단하게 마파두부의 맛
을 살려낸 기특한 레시피. 두부와 닭가슴살로 단백질도
풍부하게 챙기고 채소도 그득 섭취할 수 있는, 따끈하게
만들어 바로 먹어도 맛있고 도시락 메뉴로도 좋은 착한
다이어트 식단이에요!

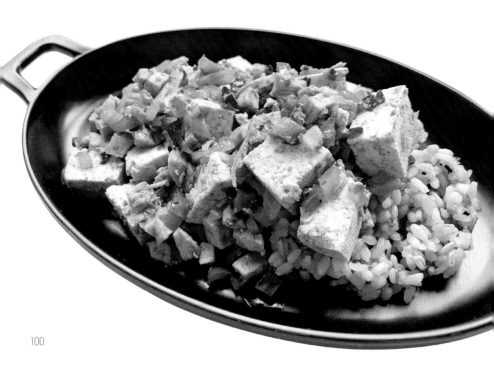

준비재료

주재료 ——
잡곡밥 80g
두부 100g
닭가슴살(완제품) 50g
청피망 1/4개
양파 1/6개

양념 ——
두반장 1.5큰술
후춧가루
올리브유 0.3큰술
다진 마늘 0.3큰술
물 1/3컵

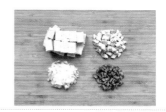

① 두부는 큼직하게 깍둑 썰고 닭가슴살, 청피망, 양파는 잘게 깍둑 썰기 한다.

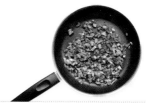

② 달군 팬에 기름을 두르고 다진 마늘을 넣어 향이 올라오면 양파, 닭가슴살, 청피망을 넣고 볶다가 두반장과 후춧가루를 넣어 간을 한다.

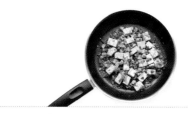

③ 두부와 물을 넣어 한 번 더 볶아 덮밥소스를 만든다.

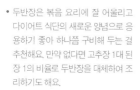

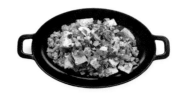

④ 그릇에 밥을 담고 마파두부를 얹어 완성.

• 두반장은 볶음 요리에 잘 어울리고 다이어트 식단의 새로운 양념으로 응용하기 좋아 하나쯤 구비해 두는 걸 추천해요. 만약 없다면 고추장 1대 된장 1의 비율로 두반장을 대체하여 조리하기도 해요.

맛과 함께
에너지도 충전

훈제오리 김치볶음밥

직장인 다이어터로 도시락에 가장 많이 응용했던 것은
볶음밥이에요.
그중에서도 훈제오리 김치볶음밥은 기력 없는 날 정신
이 번쩍 들게 원기 충전을 해주던 메뉴예요.
김치와 훈제오리의 간으로 충분한 맛을 내주고, 화룡점
정으로 달걀 반숙까지 곁들이면 일반식 부럽지 않은 기
분 좋은 다이어트 한 끼가 완성! 도시락으로 더없이 간편
하고 맛난 메뉴입니다.

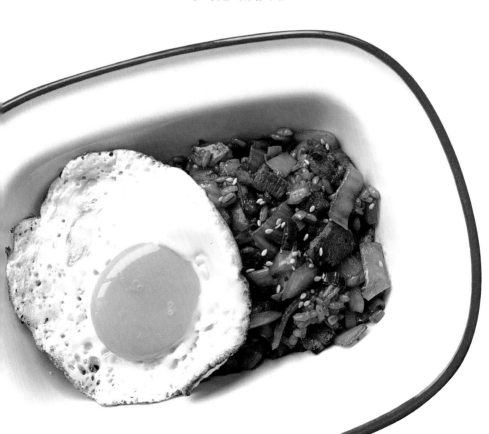

준비재료

주재료 ──

잡곡밥 100g

훈제오리 50g

김치 50g

달걀 1개

대파 약간

양념 ──

올리브유 0.5큰술

들기름 0.3큰술

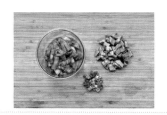

① 훈제오리, 김치, 대파는 잘게 썰어 준비한다.

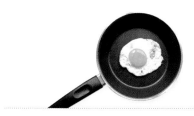

② 팬을 달군 후 기름을 두르고 달걀을 프라이한다.

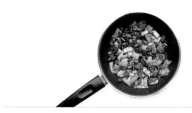

③ 달군 팬에 오리 먼저 노릇하게 익힌 뒤 대파와 김치를 넣고 다시 볶다가 밥을 넣어 함께 볶아 들기름을 두르고 마무리한다.

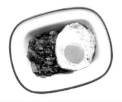

④ 그릇에 볶은 밥을 담고 달걀프라이를 얹어 완성.

• 기호에 따라 들기름은 생략하거나 참기름으로 대체하여도 좋아요!

• 훈제오리 껍질에 기름이 너무 많이 붙어 있다면 제거 후 조리하세요.

바다의 미네랄과
땅의 단백질이 만난

두부 톳 유부초밥

다이어트를 하며 많이 애용했던 유부초밥 레시피! 유부
주머니 속에 무엇을 채워 넣느냐에 따라 맛도 영양도 천
의 얼굴이 될 수 있는 효자 메뉴이지요.

유부 속에는 뭘 넣어도 맛있지만, 다이어트와 건강에 정
말 좋지만 접근이 어려웠던 '톳'을 간편하고 맛있게 즐길
수 있도록 넣어보았어요.

바다의 미네랄 톳과 땅의 단백질 두부가 만나 환상 궁합
을 이룬 유부초밥은 맛도 영양도 최고!

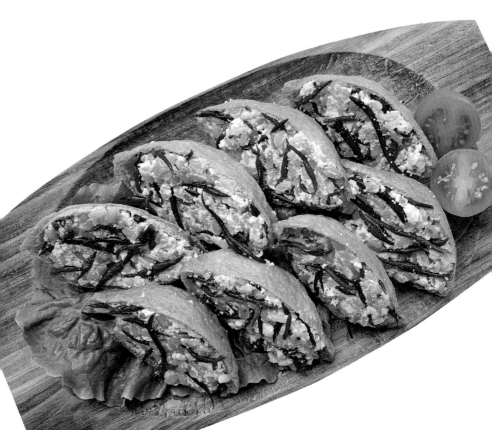

준비재료

주재료 ——
잡곡밥 100g
두부 80g
톳 40g
유부 8장

양념 ——
유부초밥 양념 1/3봉
플레이크 1/2봉
(시판용 유부초밥 재료 이용)

① 톳은 흐르는 물에 씻어서 소금을 제거하고 미지근한 물에 10분 간 담가 염분을 뺀 뒤 물기를 제거한다.

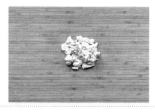

② 두부는 키친타월로 감싸 물기를 제거한 뒤 으깬다.

- 여기에서는 시판용 양념과 플레이크 를 이용했는데, 직접 배합초를 만들 어 사용할 거라면 식초 1큰술, 스테비 아 0.3큰술, 소금 한 꼬집을 섞어 전 자레인지에 30초 정도 데운 뒤 식혀 서 만듭니다.

- 유부초밥 양념이 부담스럽다면 소금 한 꼬집, 참깨 한 꼬집, 참기름 두세 방울을 넣어 고소하게 만들어도 맛있 어요!

- 구입한 톳이 남았을 경우 염장 상태 로 보관하면 오래 보관 가능하고, 염 분을 제거한 톳이 남았다면 냉동 보 관하여 이용할 수 있어요.

- 톳으로 해초 비빔밥을 만들어 먹어도 맛있습니다.(이 책 94쪽에 참치 해초 비빔밥 레시피가 있어요!)

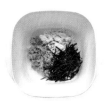

③ 잡곡밥, 두부, 톳, 유부초밥 양념, 플레이크를 섞는다.

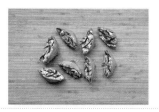

④ 양념한 밥을 유부에 채워 완성.

동남아의
건강하고 행복한 맛

파인애플 볶음밥

매일 먹는 흔한 다이어트 볶음밥에 질렸다면, 동남아 스타일 '파인애플 볶음밥'으로 기분 전환 겸 입맛 전환해보는 건 어떨까요?

파인애플은 식이섬유가 풍부해 변비를 예방하고, 브로멜린이라는 단백질 분해 효소가 들어 있어 자연 소화제의 역할을 해줄 뿐 아니라 체중 감량기에 떨어질 수 있는 면역력 강화에도 도움을 준답니다.

볶음밥에 과일을 넣으면 이상할 거라는 편견을 깰 수 있는, 아이들도 좋아하는 맛있는 파인애플 볶음밥!

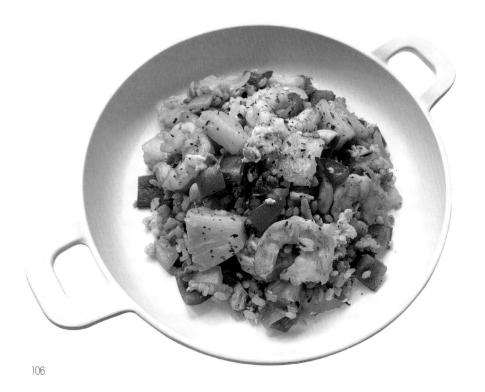

준비재료

주재료 ——
잡곡밥 80g
새우 80g
파인애플 80g
달걀 1개
캐슈넛 1큰술
파프리카 1/4개
피망 1/4개
양파 1/6개

양념 ——
액젓 0.3큰술
소금 한 꼬집
후춧가루
올리브유 0.5큰술

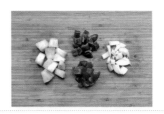

① 파인애플, 파프리카, 피망, 양파는 작게 깍둑썰기 한다.

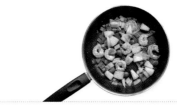

② 달군 팬에 기름을 두르고, 새우, 파인애플, 양파, 피망, 파프리카를 넣고 볶는다.

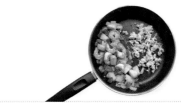

③ 채소와 새우가 익을 쯤 팬 한쪽으로 모아둔 후 달걀을 스크램블한다.

- 통조림 파인애플로 사용하면 안 돼요! 통조림은 당절임이 되어 있어 설탕물에 담근 파인애플이라 생각하면 돼요. 파인애플의 각종 효능은 가공되지 않은 파인애플인 경우에만 발휘된답니다.

- 액젓을 넣으면 동남아 음식의 느낌이 더 강해져요. 액젓을 좋아하지 않는다면 '액젓과 소금' 대신 굴소스 1큰술로 간하세요.

- 캐슈넛은 생략해도 좋고, 땅콩으로 대체해도 맛있어요.

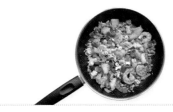

④ 밥과 액젓, 후춧가루를 넣고 나머지 간은 소금으로 하여 볶은 뒤 캐슈넛을 넣어 마무리한다.

탱글탱글한 피부는
내게 맡겨줘

골뱅이 채소 비빔밥

골뱅이는 고단백 저지방 식재료로, 다이어트에 좋은 단백질 공급원 중 하나예요.
생골뱅이를 준비하려면 번거로우니, 간편하게 골뱅이 통조림으로 다이어트 식단에 변화를 주는 건 어떨까요?
각종 채소와 매콤 새콤한 비빔장을 곁들여 뚝딱 만드는 푸짐하고 신선한 비빔밥! 골뱅이 채소 비빔밥으로 다이어트 중 우울해질 수 있는 기분을 달래고, 다이어트하며 지친 피부도 탱글탱글하고 화사하게 가꾸어봐요.

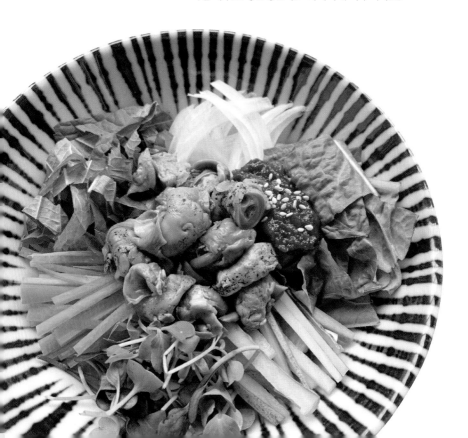

준비재료

주재료 ——

잡곡밥 100g

골뱅이 통조림 70g

상추 5장

깻잎 5장

오이 1/4개

당근 1/6개

양파 1/6개

어린잎 채소 10g

양념 ——

고추장 1큰술

식초 0.5큰술

고춧가루 0.5큰술

다진 마늘 0.3큰술

참기름 조금

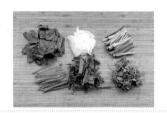

① 깨끗이 씻은 상추, 깻잎, 오이, 당근, 양파는 채 썰어 준비하고, 어린잎 채소는 씻어서 준비한다.

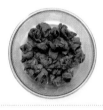

② 골뱅이는 뜨거운 물에 헹구어 식힌 뒤 2~3등분한다.

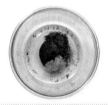

③ 양념 재료를 모두 섞어 비빔장을 만든다.

• 골뱅이에 간이 되어 있으니 양념장은 한 번에 다 넣지 말고 반만 넣어 비빈 뒤 입맛에 맞춰 추가하세요.

• 비빔밥에 넣을 채소는 냉장고 속 다른 재료들로 대체해도 좋아요. 골뱅이에 부족한 비타민C와 식이섬유를 채워줄 오이 같은 채소를 추천해요!

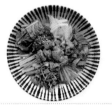

④ 그릇에 밥을 담은 뒤 채소와 골뱅이를 얹고 비빔장을 곁들여 완성.

좋아하는 것 모아 모아
후루룩 떠 먹는

수프카레

자극적인 카레를 수프처럼 부드럽게 즐겨보세요.
일반적으로 걸쭉하게 먹는 카레와는 다르게 묽은 형태
로 담백하고 자극적이지 않게 끓인 수프카레예요. 좋아
하는 고기와 풍성한 채소 토핑을 마음껏 곁들여 다이어
트에 지친 마음까지 따스하게 안아줄 수 있는 힐링푸드
예요.

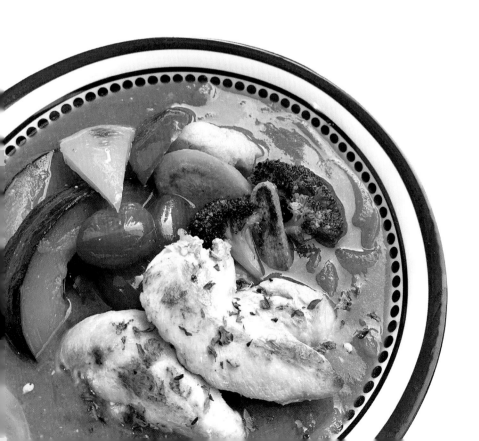

준비재료

주재료 ——

닭안심(또는 돼지안심) 100g

단호박 60g

양파 1/2개

파프리카 1/2개

냉동 야채믹스 30g

방울토마토 5개

양념 ——

고형 카레 25g

무설탕 케첩 2큰술

육수 2컵

소금

후춧가루

올리브유 3큰술

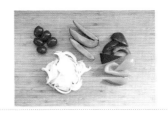

① 방울토마토는 씻어 꼭지를 제거하고, 양파는 채 썰고, 단호박과 파프리카는 먹기 좋은 크기로 썬다.

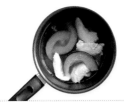

② 안심과 단호박에 물 5컵을 넣고 20분간 끓여 육수를 만들고, 안심과 단호박을 건져둔다.

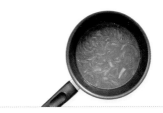

③ 냄비에 기름 1큰술을 두르고 양파를 볶다가 갈색 빛이 돌면 육수, 카레, 케첩, 소금, 후춧가루를 넣어 끓여 수프를 만든다.

- 들어가는 토핑의 종류는 좋아하는 채소로 구성하여 다양하게 즐길 수 있어요.

- 집에 브로콜리, 완두콩, 당근, 피망 등이 있다면 굳이 냉동 야채믹스를 사용하지 않아도 괜찮아요.

- 취향에 따라 케첩의 양을 조절하여 원하는 산미에 맞추세요.

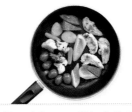

④ 달군 팬에 기름 2큰술을 두르고 안심, 단호박, 방울토마토, 파프리카, 냉동 야채를 익혀 수프와 곁들여 낸다.

가볍지만 든든한
시원하고 고소한 영양식

초간단 다이어터 콩국수

여름철 대표 영양식 콩국수! 달걀이 삶아지는 10분 동안
후다닥 조리하여 먹을 수 있을 정도로 너무나 간단한 레
시피에 고소하고 든든한 맛은 덤이랍니다.
저는 콩국수를 겨울에도 먹을 만큼 좋아해요. 콩을 직접
삶아 콩국을 만들어 먹으면 좋겠지만, 다이어트에 지쳤
을 때는 그것도 너무나 버겁지요. 그래서 두부와 두유를
사용해 초간단으로 만든 콩국에 소면 대신 실곤약을 퐁
당 담가 든든하고 가볍게 한 끼 즐긴답니다.

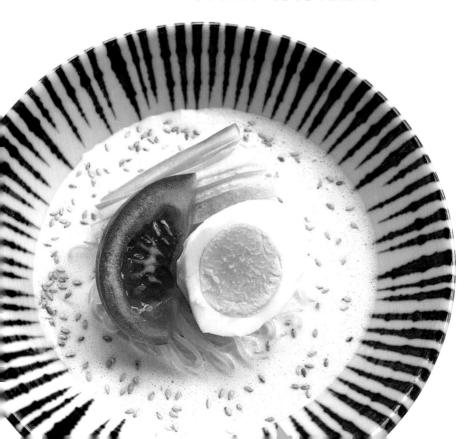

준비재료

주재료 ──

실곤약 100g

두부 1/2모(150g)

무첨가 두유 190ml

달걀 1개

토마토 1/4개

오이 1/4개

양념 ──

소금 한 꼬집

참깨 1큰술

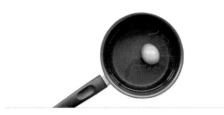

① 달걀은 찬물에 넣어 10분 동안 삶아 껍질을 까고 반으로 자른다.

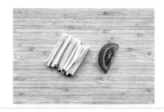

② 오이는 채 썰고, 토마토도 크기를 맞춰 썬다.

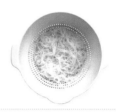

③ 실곤약은 찬물에 헹궈 물기를 뺀다.

- 두유가 없다면, 저지방 우유로 대체
  해도 맛있어요.

- 달걀은 고명으로 반만 잘라 올렸지만
  1개 다 먹어도 괜찮아요.

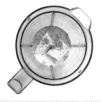

④ 두부, 두유, 참깨, 소금을 넣고 갈아 콩국을 만들어 실곤약을 담은 그릇에 부운 뒤 고명을 얹어 완성.

19
소요시간
10분

보드라워 미소 짓나
향기로워 미소 짓나

오트밀 순두부 된장죽

오트밀죽이 생소하다면 한식 느낌으로 입맛에 맞추는
것부터 시작해보세요. 된장이랑 오트밀이라니 전혀 안
어울릴 것 같지만, 의외로 뜨끈하게 된장찌개에 밥 비벼
먹는 기분도 들어 마음이 따뜻해지는 식단이에요!
전자레인지 용기에 바로 만들어 그대로 뚜껑을 닫아 들
고 나가면 그것이 곧 밀프렙!
또한 만들어 얼려두었다가 데워 먹어도 좋은 밀프렙용
식단이기도 합니다.

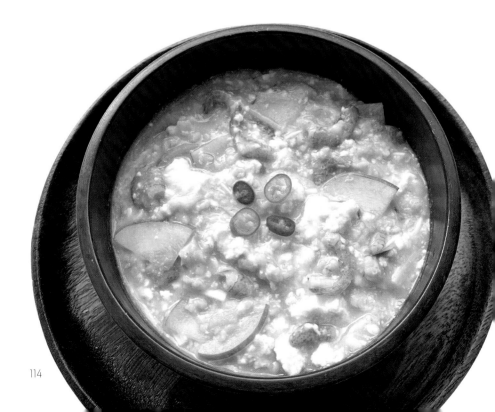

준비재료

주재료 ──

퀵오트밀 4큰술(40g)

순두부 100g

팽이버섯 1/4봉

애호박 1/4개

건새우 5g

양념 ──

미소된장 1큰술

따뜻한 물 1½컵

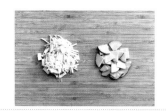

① 팽이버섯은 밑동을 잘라내어 쫑쫑 썰고, 애호박은 얇게 썰어서 4등분한다.

② 전자레인지 용기에 물과 된장을 푼다.

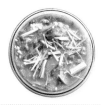

③ ②에 퀵오트밀, 순두부, 건새우, 팽이버섯, 애호박을 넣어 전자레인지에 3분간 돌린다.

- 미소된장 대신 한식 재래된장을 사용할 경우 양을 1/2로 줄인 뒤 나머지 간은 소금을 가감하여 맞추세요! 일반된장은 염도가 더 높기 때문에 은은한 된장 향을 내주기 위해서는 미소된장보다 양을 적게 사용해야 해요!

- 건새우는 감칠맛을 빠르게 내기 위해 첨가하였지만, 빼도 충분히 맛있어요! 다이어터라면 집에 흔히 구비하고 있을 닭가슴살을 50g 정도 곁들여도 맛있답니다.

④ 기호에 맞게 청양고추 또는 파를 곁들여 완성.

면 사랑꾼을 위한
특급 비밀 식단

———

굴소스 면두부볶음

면 사랑꾼들은 다이어트하는 동안 유난히 더 힘들죠. 아무리 통밀로 만든 면이라고 해도 매일 먹기에는 부담스럽기도 하고요. 그럴 때 두부를 압착해 만든 면두부를 이용하여 다양한 면 요리에 도전해보세요!
굴소스에 볶으면 다른 양념 없이도 충분한 감칠맛과 달달함으로 자연스레 기분 전환이 되지요. 면두부는 식감도 좋아서 씹는 재미까지 주는 단백질 풍부한 다이어트계의 히든 식재료랍니다.

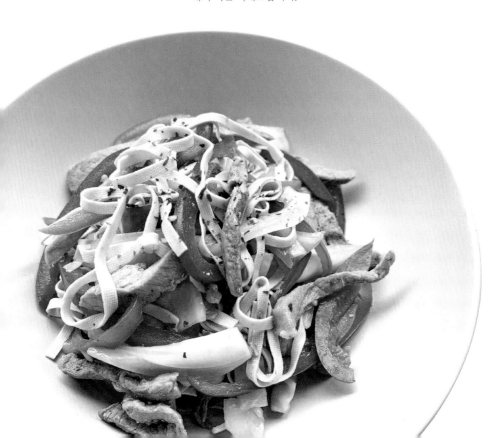

준비재료

주재료 ——

면두부 80g

돼지고기(안심) 100g

양배추 50g

양파 1/4개

피망 1/5개

파프리카 1/5개

양념 ——

다진 마늘 0.3큰술

굴소스 1.5큰술

소금 한 꼬집

후춧가루

올리브유 0.5큰술

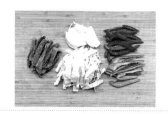

① 고기, 양배추, 양파, 피망, 파프리카를 길게 채 썬다.

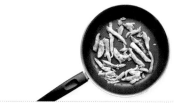

② 달군 팬에 기름을 두르고 다진 마늘을 넣어 향을 낸 뒤 고기, 소금, 후춧가루를 넣어 익힌다.

- 간은 굴소스 양으로 조절하세요.

- 단백질은 소, 돼지, 닭, 오리, 오징어, 새우 등 어떤 식재료를 이용해도 좋은데, 저는 돼지고기 안심과 볶았을 때 어우러지는 맛이 가장 좋았어요. 마치 일반식 같은 맛이랍니다!

- 조금 더 매콤한 맛을 원한다면, 청양 고추를 쫑쫑 썰어 넣고 고춧가루를 넣어 칼칼한 맛을 더해주세요.

- 집에 가다랑어포가 있다면 살포시 얹어보세요. 마치 야키소바 같은 맛과 기분을 느낄 수 있어 더욱 재밌는 메뉴가 됩니다!

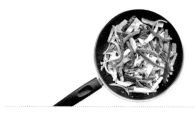

③ ②에 양배추, 양파, 피망, 파프리카를 넣고 굴소스로 양념하여 볶는다.

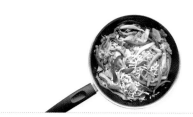

④ ③에 면두부를 넣어 섞어 완성.

21

소요시간
20분

영양도 맛도 뱅뱅 돌아
한입에 쏙 들어가는

―――

회오리 김밥

간단한 재료로 만드는 깔끔하고 담백한 회오리김밥! 인스타그램에서 많이들 궁금해하셨던 메뉴 중 하나예요! 닭가슴살햄과 달걀을 이용해 단백질도 든든하게 챙길 수 있는 만능 김밥. 깻잎과 함께해서 더욱 향긋하고, 비타민, 철분, 식이섬유도 챙길 수 있어 좋아요.
깻잎은 제가 특별히 좋아하는 식재료라서 여기저기 많이 사용하는데, 회오리 김밥에서는 절대 빠져서는 안 될 포인트랍니다.

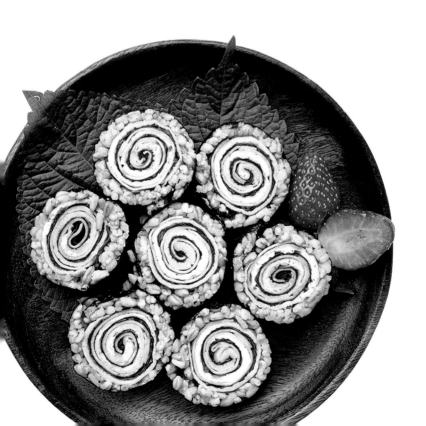

준비재료

주재료 ——

김밥용 김 1장
잡곡밥 130g
닭가슴살 슬라이스햄 40g
달걀 2개
깻잎 10장

양념 ——

올리브유 1큰술
소금

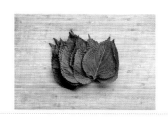

① 깻잎은 꼭지를 제거한다.

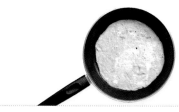

② 달걀은 풀어서 소금 간을 하고 달군 팬에 기름을 두른 뒤 부쳐 지단을 만든다.

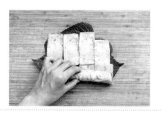

③ 지단 위에 깻잎을 깔고 햄을 얹어 김밥 말듯 돌돌 말아 속 재료를 만든다.

• 달걀과 닭가슴살햄에 간이 되어 있어 따로 밥에 간을 하지 않아도 돼요.

• 속 재료를 말 때 단단하게 말아야 김밥 완성 후 썰었을 때 속 재료가 흐트러지지 않아요!

• 깻잎 대신 물기를 잘 제거한 상추로 대체해도 좋아요.

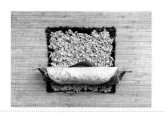

④ 김 전체에 밥을 얇게 깔고 그 위에 말아둔 속 재료를 얹어 꼭꼭 말아 먹기 좋게 썰어 완성.

염분 걱정도
심심할 걱정도 이제 그만

─────

양배추롤쌈밥 & 볶음고추장

양배추쌈밥을 하나하나 싸지 않고, 한번에 롤 형태로 말아 김밥처럼 썰어서 만든 쌈밥이에요. 닭가슴살 듬뿍 넣고, 두부로 염분까지 낮춘 볶음고추장을 곁들이면, 평범한 양배추쌈밥도 특별한 다이어트 도시락이 돼요.
영양사로 근무할 때 저염을 위해 쌈장이나 고추장에 두부나 견과류를 넣어 장의 염분을 낮추었는데, 그런 노하우를 활용했더니 심심한 식단에 한줄기 빛 같은 존재가 되었어요! 위 건강과 암 예방에도 아주 좋은 양배추도 풍부하게 먹을 수 있어 참 좋은 식단입니다.

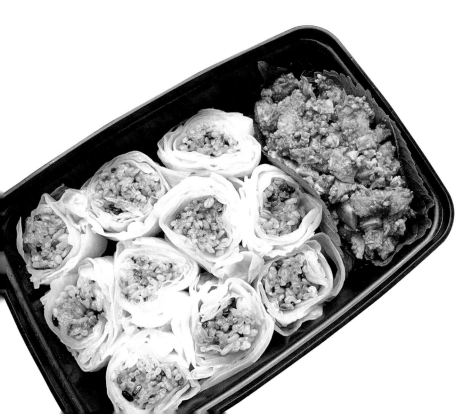

준비재료

주재료 ──
양배추 200g
잡곡밥 100g
닭가슴살(완제품) 50g
두부 50g

양념 ──
고추장 1큰술
다진 마늘 0.5큰술
참깨 조금

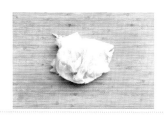

① 양배추는 그릇에 담아 물을 살짝 넣고 전자레인지에 약 7분 쪄서 준비한다.

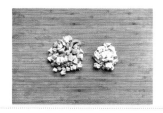

② 닭가슴살은 작게 깍둑 썰고, 두부는 물기를 제거하고 으깨어 준비한다.

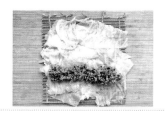

③ 김발 위에 찐 양배추를 김처럼 깔고 밥을 긴 봉 형태로 놓은 뒤 꼭꼭 말아 먹기 좋은 크기로 썬다.

- 양배추의 굵은 줄기 부분 쪽은 피하거나, 살짝 져며 두께를 편평하게 맞춰주어야 말았을 때 모양도 예쁘고 잘 말린답니다.

- 닭가슴살 대신 돼지고기, 소고기를 이용해도 좋고 고기 없이 두부의 양을 두 배로 늘려 담백하게 즐겨도 좋아요.

- 두부고추장을 만들 때 견과류를 1큰술 정도 다져 넣으면 더욱 고소하고 식감이 좋은 새로운 고추장을 만들 수 있어요.

- 고추장에 참기름 또는 들기름 몇 방울을 곁들이면 더욱 꿀맛!

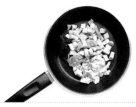

④ 팬에 닭가슴살, 두부, 고추장, 다진 마늘, 참깨를 넣고 섞은 뒤 약불에서 살짝 볶아 쌈밥에 곁들여 완성.

뜨끈하고
진하게 끌어당기는

떠 먹는 국물 크림파스타

유난히 따끈한 국물이나 진한 크림 맛이 당기는 날이 있
어요. 그럴 때 무엇으로 대체해서 먹을까 고민하던 중 만
들어 먹은 메뉴에요!
다이어트를 한다고 하면 이것저것 먹고 싶은 욕심이 더
생기는데, 그럴 때 집에 있는 식재료를 조금씩 다 넣어
푸짐하고 행복하게 즐길 수 있어요! 청양고추를 썰어 넣
으면 해장에도 좋을 메뉴랍니다.

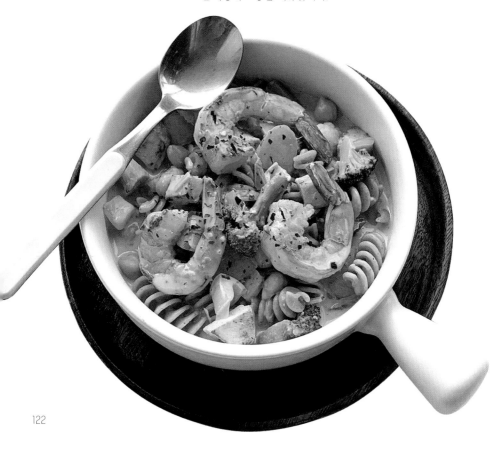

준비재료

주재료 ——
통밀푸실리 40g
냉동 야채믹스 50g
새우 5개
닭가슴살(완제품) 50g
삶은 병아리콩 30g
양파 1/4개

양념 ——
무첨가 두유 190ml
슬라이스 치즈 1장
다진 마늘 0.3큰술
올리브유 1큰술
소금
후춧가루

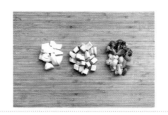

① 양파, 닭가슴살은 깍둑 썰고, 냉동 야채도 해동하여 먹기 좋은 크기로 더 썬다.

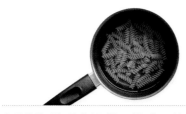

② 푸실리는 끓는 물에 소금 한 꼬집을 넣고 10분간 삶아 준비한다.

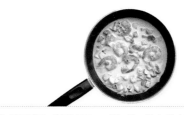

③ 달군 팬에 기름을 두르고 다진 마늘, 양파, 닭가슴살, 냉동 야채, 새우를 넣어 볶은 뒤 두유를 넣어 끓인다.

• 두유 대신 저지방 또는 무지방 우유로 대체해도 좋아요!

• 들어가는 재료는 냉장고 상황이나 기호에 맞게 얼마든지 변경 가능해요.

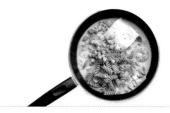

④ 끓어오르면 치즈를 넣어 녹이고 소금, 후춧가루로 간한 뒤 삶아 둔 푸실리와 병아리콩을 넣어 완성한다.

찬바람이 불어올 땐
뜨끈한 국물이 정답!

___

다이어터 버전 1인 전골

사계절 내내 다이어트를 하다 보면, 찬바람이 불어오기
시작할 쯤에는 차가운 샐러드나 도시락에 지치게 마련
이지요. 그럴 때 저는 따끈한 전골을 해서 먹는답니다.
각종 채소와 돼지고기에서 우러나는 맛과 미소된장의
옅은 구수함으로 다른 조미료 없이도 충분히 맛을 낼 수
있어 건강한 한 끼로 좋은 메뉴랍니다! 면두부에 국물의
간이 쏙 베어 탄수화물 면보다 훨씬 맛이 좋아요.

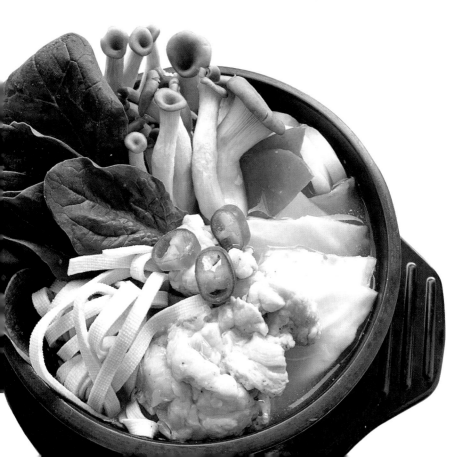

준비재료

주재료 ——
돼지고기(앞다리살) 100g
면두부 100g
시금치 20g
느타리버섯 50g
양배추 40g
양파 1/6개
당근 조금
청양고추 1/2개

양념 ——
소금
후춧가루
다진 마늘 0.3큰술
미소된장 1큰술
물 2½컵

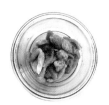

① 고기는 기름을 제거한 뒤 소금, 후춧가루, 다진 마늘로 밑간을 한다.

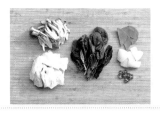

② 시금치, 느타리버섯, 양배추, 양파, 당근, 고추는 깨끗이 씻은 후 썰어 준비한다.

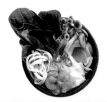

③ 전골냄비에 단단한 채소류를 먼저 담고 여린 채소, 마지막으로 밑간한 고기와 면두부를 담는다.

- 냉털(냉장고 털이) 메뉴로 활용해도 좋은 전골! 집에 있는 어떤 채소든 전골냄비에 담으면 완성이에요.

- 저는 고기와 면두부로 단백질만 넣은 전골을 만들어서 먹었지만, 고른 영양소 섭취를 위해 탄수화물을 추가하려면 고기 양을 50g 정도로 줄이고 잡곡밥 80~100g을 함께 곁들여 먹어도 좋아요!

④ 따뜻한 물에 미소된장을 풀어 전골냄비에 부어 고기가 익을 때까지 끓이고 마지막에 부족한 간은 소금으로 맞춘다.

25

소요시간
20분

담백하고 고소한
신상 콩 발효식품

템페 팽이버섯 덮밥

템페는 우리나라의 청국장과 같이 콩을 발효하여 만든
인도네시아의 국민 식품이에요.
최근에는 비건(채식) 식재료로도 인기가 높은데 고단백
식품으로 당뇨식이나 다이어트식으로도 추천하는 잇아
이템이에요! 청국장이나 낫토에 비해서 쿰쿰한 발효 향
이 적고 끈적임이 없어 접근하기 쉽고, 냉동 제품으로 관
리나 조리도 아주 간편해요.
높은 포만감, 다양한 영양과 풍부한 식이섬유가 있는 템
페는 독소 배출, 항암 작용, 피부 미용 개선, 여성호르몬
개선 등의 많은 효능을 갖추고 있답니다!

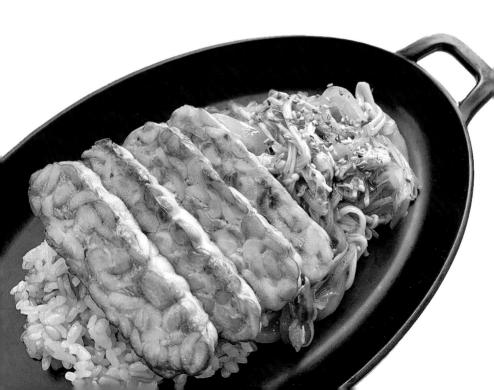

준비재료

주재료 ——
잡곡밥 100g
템페 100g
팽이버섯 1봉지
양파 1/2개

양념 ——
올리브유 3큰술
굴소스 1큰술
다진 마늘 0.3큰술
후춧가루

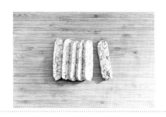

① 템페 겉면을 흐르는 물로 헹궈 먹기 좋은 크기로 썬다.

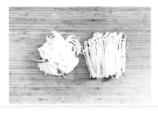

② 양파는 채 썰고, 팽이버섯은 밑동을 잘라내고 적당히 찢는다.

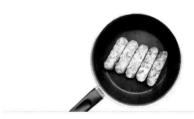

③ 달군 팬에 기름 2큰술을 두른 뒤 템페를 앞뒤로 노릇하게 익혀 밥 위에 얹는다.

• 템페는 튀기듯이 기름에 바짝 구워 키친타월로 기름을 제거한 뒤 고운소 금을 살짝 뿌려 간식으로 즐겨도 좋 아요.

• 템페는 깍둑썰기, 길게 슬라이스하 기, 으깨기 등 다양한 형태로 조리할 수 있어요.

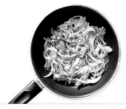

④ 달군 팬에 기름 1큰술을 두른 뒤 다진 마늘과 양파를 살짝 볶다 가 양파가 반투명해지면 팽이버섯과 굴소스, 후춧가루를 넣어 간을 하고 템페 덮밥에 곁들여 낸다.

Chapter 2

빵은 정말 사랑 그 자체죠. 그런데 다이어트 때문에 빵을 참아야 한다니요!

저는 참지 않고 먹었답니다. 빵순이인 저의 선택은 샌드위치!

샌드위치는 채소와 단백질까지 섭취할 수 있는 풍성한 한 끼 식단인 데다가

가지고 다니기도 간편해서 이동이 잦은 제게는 딱 좋은 메뉴였어요.

욕망 그득 빵순이를 위한

푸짐 & 간편 샌드위치

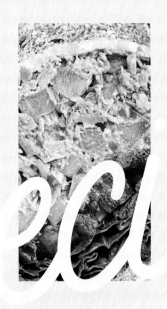

말캉 촉촉!
퍽퍽한 마음을 적셔줄

오믈렛 샌드위치

육류가 조금 부담스러운 날이라면 쉽게 구할 수 있는 재료인 달걀로 촉촉하게 즐겨보세요.

달걀에는 다이어트 시 동반될 수 있는 탈모를 예방해주는 비타민B, 뼈를 튼튼하게 해주는 비타민D, 눈 건강에 좋은 루테인 등 다양한 영양소가 듬뿍 들어 있어 예쁜 다이어트에 도움을 줘요.

탄수화물은 호밀식빵으로, 단백질은 달걀로, 섬유소는 집에 있는 채소들로 채워 눈과 입, 몸 모두가 만족할 수 있는 메뉴입니다.

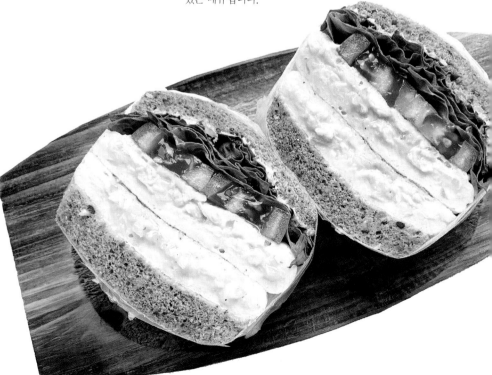

준비재료

주재료 ──

호밀식빵 2장
달걀 3개
저지방 우유 3큰술
상추 5장
토마토 1/4개
양파 1/4개

양념 ──

소금
후춧가루
올리브유
소이마요 1큰술
고추냉이 0.3큰술
머스터드 1큰술

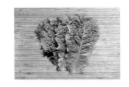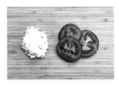

① 상추는 물기를 제거하고, 토마토는 썰고 얇게 양파는 다진다.

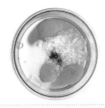

② 달걀에 우유, 다진 양파, 소금, 후춧가루를 섞는다.

- 오믈렛을 만들 때 많이 실패하는 부분은 바로 불 조절! 우선 센불로 팬을 달구고, 반드시 '약불로 줄인 뒤' 달걀물을 부어야 해요. 달걀물의 가장자리가 익기 시작하면 젓가락으로 둥글게 저어가며 몽글몽글 익힌 뒤 빵 모양으로 모양을 내면 끝.

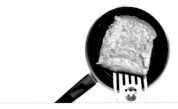

③ 달군 팬에 기름을 두르고 달걀물을 넣어 오믈렛을 만들듯 익혀가며 빵에 맞춰 모양을 만든다.

- 오믈렛을 도톰하게 만들지 못하고 크기만 커질 수도 있어요. 그럴 때는 빵 크기에 맞춰서 자른 후 여러 겹 쌓아 올려주세요. 오믈렛의 도톰함이 느껴져야 맛이 더 좋답니다.

- 추천 소스는 머스터드와 고추냉이마요지만, 머스터드와 스리라차 조합으로 매콤하게 즐겨도 좋아요.

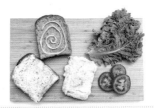

④ 소이마요와 고추냉이를 섞어 고추냉이마요를 만든 후 빵―머스터드―오믈렛―토마토―상추―고추냉이마요―빵 순으로 쌓아 완성.

고기도 듬뿍
채소도 듬뿍

비프 또띠아

또띠아 한 장으로 탄수화물을 대체하고 고기도 듬뿍, 채
소도 듬뿍 섭취하기 좋은 또띠아.
어떤 재료를 넣어도 맛 좋은 또띠아지만, 카레요거트소
스와 함께라면 더욱 꿀맛이더라고요! TV 방송에도 나온
메뉴랍니다.
영양도 맛 궁합도 최고인 꿀조합 레시피에요!

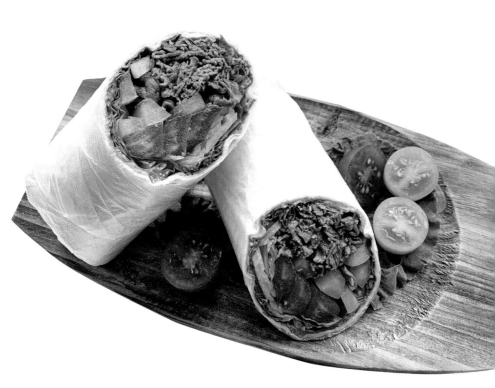

준비재료

주재료 ——

또띠아 1장

소고기(불고기용 등심) 100g

상추 8장

양파 1/4개

토마토 1/4개

파프리카 1/4개

양념 ——

플레인요거트 2큰술

카레가루 2큰술

허브솔트 두 꼬집

후춧가루

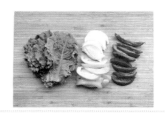

① 상추는 씻어서 준비하고 양파, 토마토, 파프리카는 채 썬다.

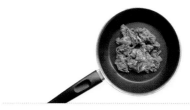

② 고기는 허브솔트, 후춧가루로 밑간하여 달군 팬에 굽는다.

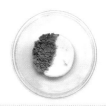

③ 요거트, 카레가루를 섞어 소스를 만든다.

• 카레요거트소스는 간을 보고 기호에 따라 양을 조절하면 됩니다. 꼭 카레 요거트소스가 아니더라도 머스터드, 스리라차 등 다양한 소스를 활용할 수 있어요!

• 소고기 외에 닭고기, 돼지고기를 이 용해도 맛있습니다.

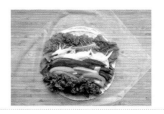

④ 매직랩을 깔고 또띠아에 소스를 펴 바른 뒤 상추, 고기, 채소를 넣고 돌돌 말아 매직랩으로 고정해 완성.

오늘은 모차렐라치즈와
일탈하는 날

카프레제 샌드위치

담백하고 깔끔한 다이어트 식단에 지쳤다면, 가끔은 모차렐라치즈로 사치스러운 일탈을 즐겨보세요. 기름기 하나 없는 다이어트 식단보다 약간의 지방을 넣어 식단을 구성해야 더욱 건강하고, 요요도 덜 오는 똑똑한 다이어트를 할 수 있어요!

통모차렐라가 부담스럽다면 절반으로 줄이고 채소를 더욱 푸짐하게 넣어 가볍게 먹어도 충분히 맛있어요. 카프레제샐러드의 꿀 조합을 샌드위치 안에 넣어 3대 영양소 고루 갖춘 '카프레제 샌드위치'.

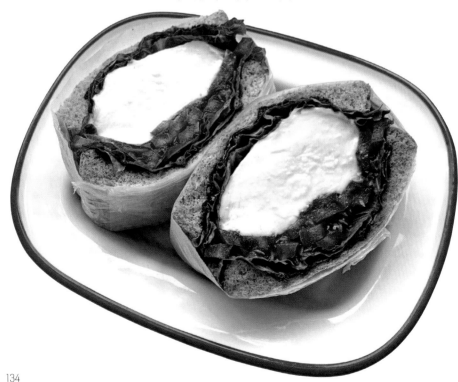

준비재료

주재료 ——
호밀식빵 2장
모차렐라 1통(125g)
토마토 1개
상추 6장

양념 ——
발사믹식초
올리브유

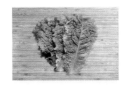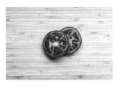

① 상추는 깨끗이 씻어 물기를 빼고, 토마토는 두껍게 썬다.

② 모차렐라는 통으로 쓰거나 절반만 잘라서 넣는다.

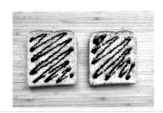

③ 식빵 안쪽에 발사믹식초, 올리브유를 바른다.

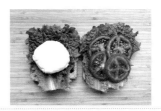

④ 식빵 – 상추 3장 – 모차렐라 – 토마토 – 상추 3장 – 식빵 순으로 쌓아 완성.

보기에 예쁜 토스트가
영양도 더 좋다더라

밀싹 프렌치토스트

기분 꿀꿀한 날 예쁜 플레이팅에 호화로운 브런치를 즐
기면 한결 기분이 나아지겠죠?
다이어터도 고급스럽게 즐길 수 있는 브런치 메뉴예요.
다이어트에 좋다고 소문난 밀싹파우더로 푸릇푸릇 예쁜
색감도 살리고, 은은한 밀싹 향기로 아로마테라피까지
할 수 있는 예쁨 가득 밀싹 프렌치토스트!
달걀의 단백질과 호밀식빵의 탄수화물, 곁들임 과일로
한 끼 영양이 충분해요.

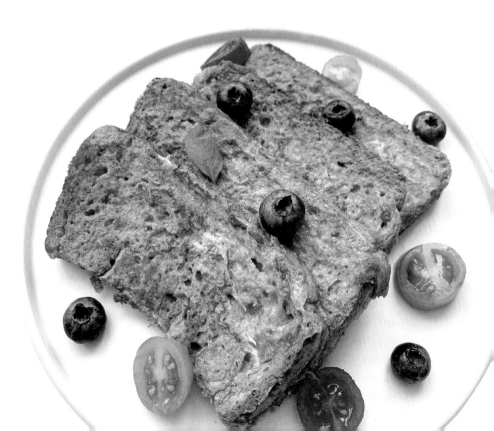

준비재료

주재료 ——
호밀식빵 2장
달걀 2개
저지방 우유 4큰술
밀싹가루 1큰술

양념 ——
올리브유 1큰술
소금 한 꼬집

① 우유와 밀싹가루를 잘 섞는다.

② ①에 달걀을 넣어 섞는다.

③ 식빵은 2등분하고, ②에 식빵을 넣어 충분히 스며들도록 한다.

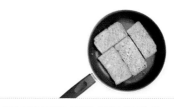

④ 달군 팬에 기름을 두르고, 앞뒤로 잘 굽는다.

- 밀싹가루가 없다면 녹차가루로 대체해도 좋아요.

- **대추야자시럽은?**
  중동의 보석으로도 불리는 대추야자는 열매 하나의 칼로리가 23kcal 정도로 저칼로리 천연 당분으로, 시럽으로 만들어 사용할 만큼 은은하고 고급스러운 자연의 단맛을 가지고 있어요. 또한 폴리페놀 성분과 식이섬유가 풍부하여 뇌 건강과 변비에도 효과적인 식품이에요.

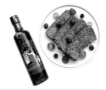

⑤ 과일을 곁들이거나, 대추야자시럽으로 조금 더 달콤하게 즐길 수 있다.

혼자서만 먹지 말고
둘이 함께 먹어볼까?

욕망 샌드위치

유난히 식욕이 왕성한 날이 있죠?

먹고 싶은 게 너무나 많을 때 꾹꾹 참지 말고, 욕망 가득 담은 건강한 샌드위치로 욕구를 잠재워봐요.

반 쪽만 먹어도 어느 샌드위치 하나와 맞먹는 충분한 양과 맛! 다이어트 짝꿍과 함께 사이좋게 나누어 먹으면 좋을 재료 듬뿍, 건강 듬뿍, 뚱뚱이 샌드위치로 기분은 다이어트하지 말고 살찌워보세요.

속 재료에 구애받지 말고, 채소는 무엇으로든 바꾸어 즐거도 좋아요.

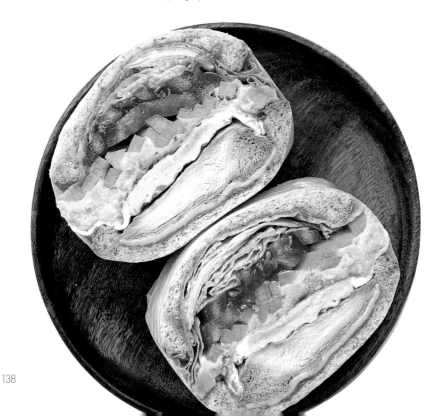

준비재료

주재료 ——
호밀식빵 2장
찐 고구마 80g
닭가슴살(완제품) 100g
달걀 1개
양상추 4장
파프리카 1/4개
토마토 1/4개
슬라이스 치즈 1장

양념 ——
머스터드
스리라차
땅콩버터
플레인요거트 1큰술
올리브유 0.5큰술

• **다이어트 중에 땅콩버터를 먹어도 될 까요?**
매일같이 많은 양을 섭취하는 것이 아니라, 일주일에 한두 끼 정도 소량 (1~2큰술) 섭취할 경우 다이어트에 오히려 좋은 영향을 줘요. 땅콩버터에 함유된 불포화지방산이 혈당 및 인슐린 호르몬까지 안정시키는 효과가 있다고 해요. 또한 땅콩에는 섬유질이 풍부하여 메뉴에 소량 곁들이면 포만감과 만족감을 주지요. 다이어트 식단에 활력을 주는 고소함 넘치는 행복한 식재료랍니다!

• 욕망 샌드위치는 고구마무스가 추가되어 탄수화물 비중이 높아요. 이 샌드위치는 다이어트 짝꿍과 반쪽씩 나누어 먹는 걸 권해요.
아니면 점심에 반쪽, 저녁에 반쪽 나누어 구성하고 추가로 두유나 커피 (저지방 우유라떼 또는 두유라떼 등)를 곁들여 먹는 것도 좋겠어요.

 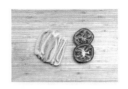

① 양상추는 물기를 제거하고, 토마토는 얇게 파프리카는 채 썬다.

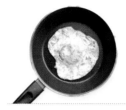 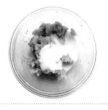

② 달걀은 프라이하고, 찐 고구마는 으깨어 요거트와 섞어 고구마 무스를 만든다.

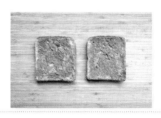

③ 식빵 안쪽에 땅콩버터를 얇게 펴 바른다.

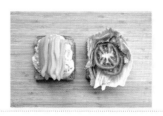

④ 식빵 – 치즈 – 닭가슴살 – 달걀프라이 – 고구마무스 – 파프리카 – 토마토 – 양상추 – 머스터드 – 스리라차 – 식빵 순으로 쌓고 매직랩으로 감싸 완성!

호텔 조식 느낌 물씬
주말 아침 메뉴로 딱

에그 또띠아랩

또띠아를 사두고 또띠아말이만 만들어 먹던 중 또띠아
로 더 다양하고 맛있게 먹을 수 있지 않을까 하여 에그
또띠아랩을 만들어 먹게 되었어요!
호텔 조식 느낌의 비주얼로 주말 아침 브런치 느낌 내며
기분 전환하기 좋았던 예쁘고 맛있는 '에그 또띠아랩'. 무
엇보다 만들기 쉽고 맛과 영양 궁합이 좋아서 주말 아침
메뉴로 즐겨 먹었던 다이어트 식단이에요!

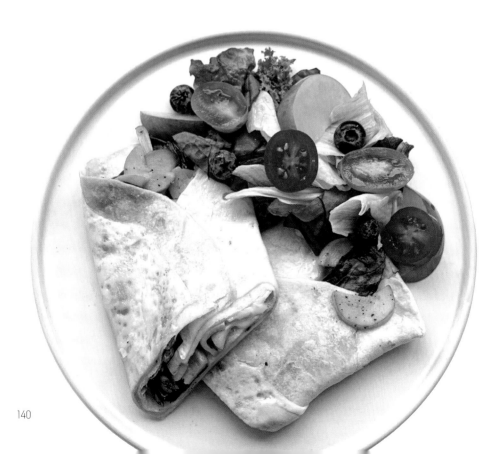

준비재료

주재료 ——
또띠아(8인치) 1장
달걀 1개
새송이버섯 1/2개
시금치 3줄기(30g)
슬라이스 치즈 1장

양념 ——
소금 한 꼬집
후춧가루 한 꼬집
올리브유 0.5큰술

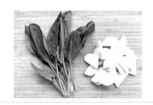

① 시금치는 밑동을 제거하고, 버섯은 얇게 썬다.

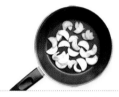

② 달군 팬에 기름을 두르고 버섯, 소금, 후춧가루를 넣고 볶는다.

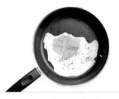

③ 다른 팬에 기름을 두르고 중약불에 달걀을 깨트려 넣고, 노른자를 터트린 뒤 소금, 후춧가루로 간한다.

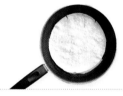

④ 달걀이 익기 전에 달걀 위에 또띠아를 얹는다.

• 달걀프라이를 시작함과 동시에 달걀이 익기 전 바로 또띠아를 올리고 스피드 있게 움직여야 또띠아와 달걀이 잘 붙어요!

• 또띠아랩에 케첩, 스리라차, 미스터드를 곁들여 먹으면 더욱 맛있어요!

• 또띠아랩 안의 채소는 기호에 맞게 조금씩 바꿔도 좋고, 야채샐러드나 과일과 함께 구성하면 완벽 한 끼!

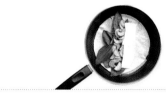

⑤ 시금치 – 볶은 버섯 – 치즈를 올리고, 또띠아를 3등분하여 접고 뒤쪽까지 익혀 완성.

참치로 든든하게
파프리카와 오이로 상큼하게

호밀 참치샌드위치

육지고기에 질렸다면, 바다고기로 눈을 돌려보아요!
생선요리가 어렵고 번거롭다면 언제 어디서나 간편하게
이용할 수 있는 캔 참치로 다이어트 식단에 힘을 실어줄
수 있어요!
일반 샌드위치와 견주어도 될 만큼 맛있고 친근한 참치
샌드위치로 카페 브런치 부럽지 않은 소중한 식사시간
을 만들어요.

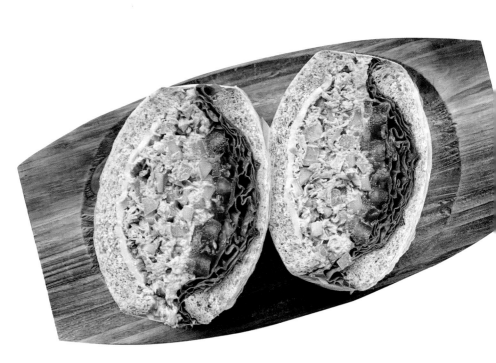

준비재료

주재료 ——

호밀식빵 2장

캔 참치 100g

상추 4장

오이 1/4개

파프리카 1/4개

토마토 1/4개

슬라이스 치즈 1장

양념 ——

소이마요 1큰술

머스터드 1큰술

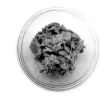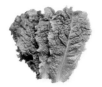

① 참치는 뜨거운 물을 부어 기름을 제거하고 물기를 빼고, 상추는 물기를 제거한다.

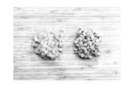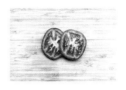

② 파프리카와 오이는 잘게 다지고, 토마토는 얇게 썬다.

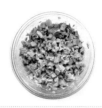

③ 참치, 파프리카, 오이에 소이마요와 머스터드를 넣고 잘 섞는다.

• 참치 속에 양파나 할라피뇨를 다져 넣으면 더욱 개운하고 알싸한 맛의 샌드위치를 즐길 수 있어요.

• 소이마요가 없다면 플레인요거트로 대체해보세요! 상큼하게 맛있는 샌드위치가 될 거예요.

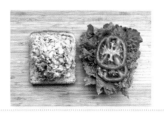

④ 식빵 – 치즈 – 참치 – 토마토 – 상추 – 식빵 순으로 만들어 매직 랩으로 감싸 완성.

홈카페에서 즐기는
나만의 홈브런치

새우 아보카도 오픈샌드위치

집에서 즐기는 브런치에 딱 어울리는 다이어트 식단이
에요. 뭔가 특별한 메뉴가 먹고 싶고 기분도 내고 싶을
때 샌드위치만한 게 없죠. 만들기도 쉽고 보기에도 예쁘
고 맛도 좋으니 말이에요.
오픈샌드위치에는 사실 어떤 재료를 올려도 돼요! 간단
하게는 삶은 달걀이나 크래미, 닭가슴살햄만 올려도 충
분히 맛도 좋고 기분 내기에도 좋지요!

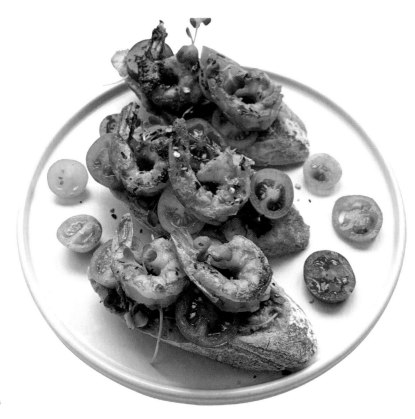

준비재료

주재료 ——
바게트 3장(75g)
아보카도퓨레 3큰술
방울토마토 4개
새우 100g
어린잎 채소 15g

양념 ——
카레가루 1큰술
올리브유 0.5큰술
통후추
크러쉬드레드페퍼

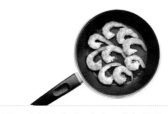

① 새우는 카레가루에 버무려 달군 팬에 기름을 두르고 노릇하게 구워 익힌다.

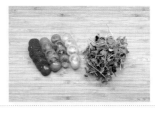

② 방울토마토는 얇게 납작 썰고, 어린잎 채소는 깨끗이 씻는다.

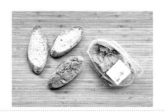

③ 바게트에 아보카도퓨레를 바른다.

- 아보카도퓨레 대신 아보카도 1개를 으깨어 사용하거나, 아보카도를 얇게 납작 썰어 얹어 먹어도 좋아요! 특별히 소스 없이도 크리미한 아보카도가 소스 역할을 해주어요.

- 새우에 카레가루로 양념을 하면 더욱 이국적인 맛의 오픈샌드위치가 되고, 이국적인 향이 싫다면 허브솔트로 간하여 구우면 돼요!

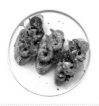

④ ③에 어린잎 채소 – 방울토마토 – 새우를 얹은 뒤 크러쉬드레드페퍼와 통후추를 갈아 뿌려 완성.

어떤 채소라도
다 어울리는

치킨 퀘사디아

오븐 없이 팬으로 구워 만드는 '치킨 퀘사디아'.
또띠아로 새롭고 간단히 그럴싸한 메뉴를 먹고 싶은 날
만들어 먹었어요. 채소를 풍족하게 섭취할 수 있는 메뉴
라 좋고, 어떤 채소를 넣어 조합해도 꿀맛인 만능 퀘사
디아!
다이어트를 하지 않는 친구와 먹어도 너무 좋았던 레시
피입니다.

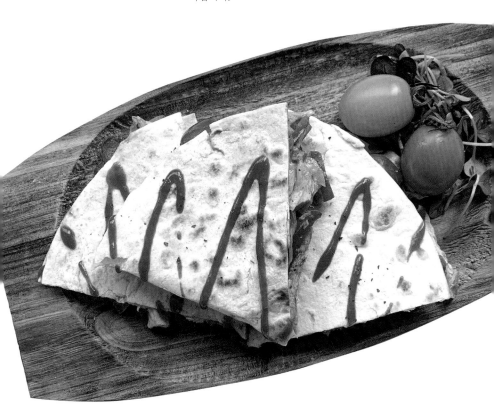

준비재료

주재료 ——

또띠아(8인치) 1장
닭가슴살(완제품) 80g
슬라이스 치즈 1장
양배추 50g
양파 1/6개
피망 1/4개
파프리카 1/4개

양념 ——

토마토소스 2큰술
스리라차 1큰술
후춧가루
올리브유 0.5큰술

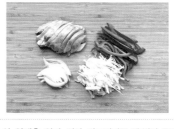

① 닭가슴살, 양배추, 양파, 피망, 파프리카를 채 썰어 준비한다.

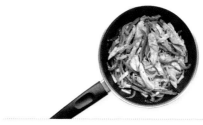

② 달군 팬에 기름을 두르고 닭가슴살, 양배추, 양파, 피망, 파프리카, 토마토소스, 후춧가루를 넣고 볶는다.

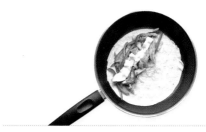

③ 다른 팬을 달군 후 기름 없이 또띠아를 깔고 반쪽 면에 ②를 올린 뒤 치즈를 올리고 반 접어 앞뒤로 구워내 스리라차를 곁들인다.

- 또띠아 1장으로 양이 부족한 기분이 든다면 2장으로 만들고 속 재료의 채소를 더 푸짐히 넣어 든든하게 먹어도 괜찮아요.

- 냉장고 속 어떤 채소를 함께 해도 좋고, 토마토소스가 싫다면 소금, 후춧가루로 간하여 담백하게 즐기거나 굴소스로 간하여 감칠맛을 더해 다양하게 즐길 수 있어요.

- 플레인요거트에 찍어 먹으면 꿀맛이 따로 없습니다.

탄수화물 빼고 다 있는
매콤 아삭 고소한

쌈두부 언위치

양상추나 상추로 빵을 대신하는 언위치! 다이어터들이
부담 없이 즐기는 무탄샌드위치로 알려져 있어요.
저는 대부분의 끼니에 탄수화물을 넣어서 식단을 구성
하지만, 가끔 탄수화물이 부담스러울 때는 쌈두부로 대
신해 단백질 가득, 씹는 맛도 가득, 영양도 가득한 쌈두
부 언위치를 만들어 먹었어요.
매운 닭가슴살과 고소한 쌈두부, 아삭한 채소들의 조화
가 아주 예술입니다.

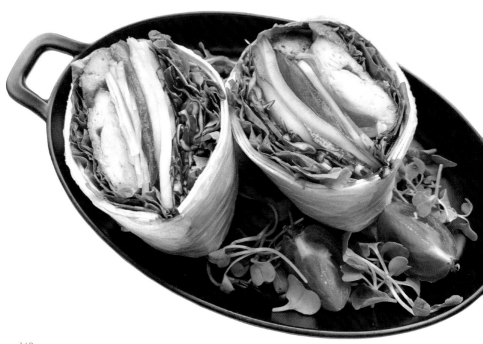

준비재료

주재료 ——

쌈두부 8장(45g)
매운 닭가슴살 100g
상추 10장
오이 1/4개
토마토 1/2개
양파 1/4개
적채 30g

양념 ——

홀그레인머스터드 0.5큰술

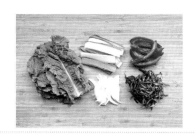

① 상추는 물기를 제거하고, 오이, 토마토, 양파, 적채는 채 썬다.

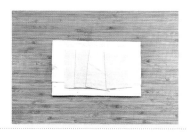

② 키친타월로 쌈두부의 물기를 제거한다.

- 쌈두부 언위치를 만들 때 두부와 닿는 채소는 상추나 잎채소류를 이용하는 것이 좋아요. 쌈두부가 잡아주지 못하는 재료를 잎채소가 감싸주기 때문이에요.

- 시판 닭가슴살이 짭짤하고 충분한 간이 있다면 머스터드는 생략해도 좋고, 무조미 닭가슴살을 이용한다면 스리라차나 머스터드를 이용해 간을 하면 돼요.

- 언위치는 그릇에 부어 샐러드로도 즐길 수 있어요. 특히 '쌈두부 언위치'에는 쌈두부가 들어 있어 채소류만 그득한 언위치에 없는 꼬들꼬들한 식감을 느낄 수 있어 매력적이에요.

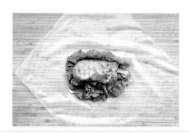

③ 매직랩을 깔고 쌈두부 – 상추 – 닭가슴살 – 양파 – 토마토 – 오이 – 적채 – 머스터드 – 상추 – 쌈두부 순으로 쌓아올려 매직랩으로 감싸 마무리한다.

부드럽고
진한 고소함을 담은

에그 아보카도 샌드위치

제가 가장 좋아하는 샌드위치는 에그샌드위치인데요,
다이어트 중에는 마요네즈도 듬뿍 넣을 수 없고 소량의
소이마요로는 에그샌드위치 특유의 느끼하고 고소한 맛
을 내기 어렵더라고요! 그래서 크리미한 아보카도를 넣
어 더욱 고소하고 고급스런 맛을 끌어냈어요.
아보카도는 비타민과 미네랄, 식이섬유 또한 풍부해 다
이어트와 피부 미용에도 아주 탁월한 과일이에요. 달걀
의 단백질과 함께 영양 넘치는 샌드위치가 되겠지요?

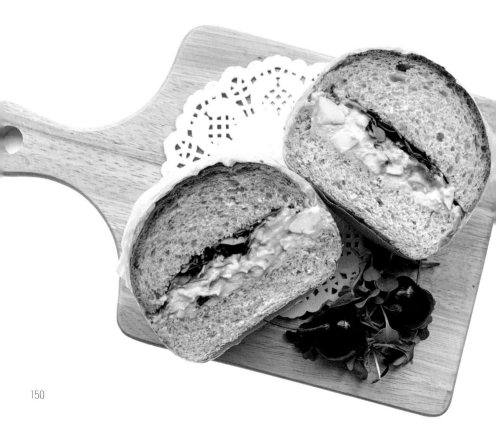

준비재료

주재료 ——
통밀모닝빵 1개(70g)
아보카도퓨레 3큰술
달걀 2개
어린잎 채소 10g

양념 ——
소이마요 1큰술
소금 한 꼬집
통후추

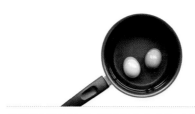

① 달걀은 찬물에 넣어 10분 동안 삶아 껍질을 깐다.

② 아보카도퓨레, 삶은 달걀, 소이마요, 소금, 굵게 간 통후추를 으깨며 섞는다.

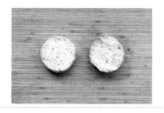

③ 빵은 가로로 반을 가른다.

- 빵은 호밀식빵으로 대체하거나, 또띠아로 싸도 좋아요!!

- 생아보카도를 사용할 경우 1/2개의 양이면 됩니다.

- 저는 오도독 씹히는 맛이 좋아서 통후추를 사용했지만, 일반 후추를 사용해도 괜찮아요.

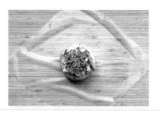

④ 매직랩을 깔고 빵에 속 재료를 두툼하게 올린 뒤 어린잎 채소를 얹고 다시 빵으로 덮어 매직랩으로 꼭 감싼다.

오늘 하루는
영국 귀족처럼

오이 샌드위치

영국 귀족이 홍차와 곁들여 먹었던 티푸드로 유명한 '오이 샌드위치'. 오이의 아삭하고 개운한 맛에, 소이마요의 고소함, 그리고 닭가슴살햄의 담백한 감칠맛까지 의외로 풍부한 맛에 포만감까지 주어 꽤 만족하며 즐겨 먹는 샌드위치예요.

특히 수분을 많이 필요로 하는 여름철에 오이를 많이 먹을 수 있어서 좋아요. 오이는 수분이 90퍼센트 이상으로 이뇨 작용을 하여 체내 독소나 노폐물을 배출하며, 변비 개선에도 큰 도움을 준답니다!

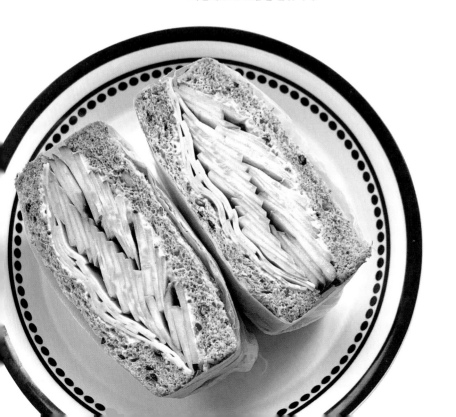

준비재료

주재료 ——

호밀식빵 2장
닭가슴살 슬라이스햄 40g
오이 1개

양념 ——

소이마요 2큰술
홀그레인머스터드 1큰술

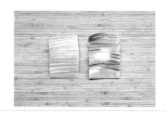

① 오이는 깨끗이 씻은 후 얇게 납작 썰어 준비한다.

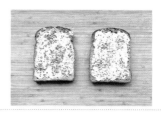

② 식빵 안쪽에 소이마요와 홀그레인머스터드를 바른다.

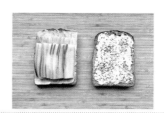

③ 식빵 – 햄 – 오이 – 식빵 순으로 얹는다.

- 과거 영국에서는 오이가 부의 상징이
  었대요. 영국 기후 특성상, 신선한 오
  이가 귀했기 때문에 부유한 귀족과
  왕족만 맛볼 수 있는 채소였다네요.

- 오이는 1개 이상 넣어도 괜찮아요. 오
  이를 계속해서 쌓아올릴 수만 있다면
  요. 저는 씹는 맛을 좋아해서 칼로 납
  작 썰기하였는데, 오이를 식빵 길이
  에 맞춰 칼로 자른 후 감자칼로 얇게
  저미면 더욱 쌓기 쉬워 두툼한 오이
  샌드위치를 만들 수 있어요.

- 햄 대신 달걀이나 닭가슴살, 연어 등
  으로 대체해도 개운하고 맛있는 샌드
  위치를 만들 수 있어요.

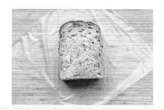

④ 매직랩으로 잘 싸서 완성.

소요시간
15분

핑크빛 연어와 푸릇한 케일의 환상 궁합

훈제연어 치아바타 샌드위치

카페에서 비싸게 파는 훈제연어 치아바타 샌드위치! 집에서 더 영양가 있고 맛있게 즐길 수 있어요.
연어샌드위치의 재료 중 잎채소는 케일을 이용하는 편이에요. 케일에 함유된 칼슘이 지방이 풍부한 연어의 비타민D를 더욱 강화해 뼈를 튼튼하게 해주기 때문이에요. 푸릇한 케일과 핑크빛 연어의 착한 만남이 너무나 환상적인 샌드위치입니다.

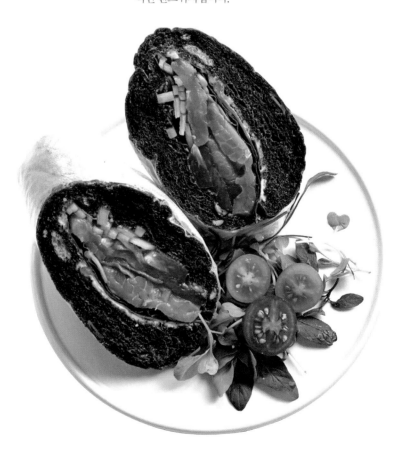

준비재료

주재료 ——
치아바타 130g
훈제연어 100g
케일 3장
적양파 1/4개
토마토 1/2개

양념 ——
크림치즈 1큰술
홀그레인머스터드 1큰술

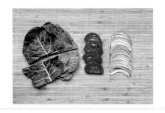

① 케일은 씻어 물기를 제거한 뒤 절반을 자르고, 토마토와 양파는 얇게 썬다.

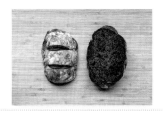

② 치아바타는 가로로 반 자른다.

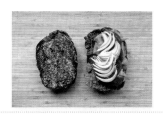

③ 빵 – 크림치즈 – 케일 – 연어 – 토마토 – 양파 – 머스터드 – 빵 순으로 얹는다.

- 빵의 양이 부담스러우면 빵 안쪽을 조금 파서 양을 줄인 뒤 속 재료를 넣어주세요.

- 훈제연어가 이미 짭짤한 편이라 소스는 홀그레인머스터드와 크림치즈만으로 충분해요. 만약 훈제연어를 샀는데 소스가 들어 있다면 그 소스를 샌드위치의 소스로 응용해도 맛있어요.

- 케일의 억센 줄기 부분은 제거하고 잎사귀 부위만 사용해야 식감 좋은 샌드위치를 즐길 수 있어요.

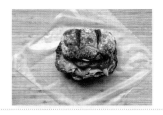

④ 매직랩에 감싸 완성.

마늘의 민족을 위해
마늘향 제대로 품은

갈릭 슈림프 또띠아롤

마늘이 건강에 좋다는 건 누구나 알지만 쉽게 챙겨 먹게
되지 않아요. 아마도 특유의 아리고 매운 맛 때문일 거예
요. 마늘을 익혀서 먹으면 이런 맛이 중화되며 체지방 분
해를 돕는 '아조엔'이라는 성분까지 나온다니 다이어트
에 이보다 더 좋은 식재료는 없겠네요.
다이어트에 좋은 마늘을 실컷 먹을 수 있는 또띠아를 만
들어봤어요. 마늘과 맛 궁합이 좋은 새우를 넣은 또띠아
롤로, 평소에 흔히 먹던 또띠아와는 다른 새로운 매력을
느낄 수 있을 거예요.

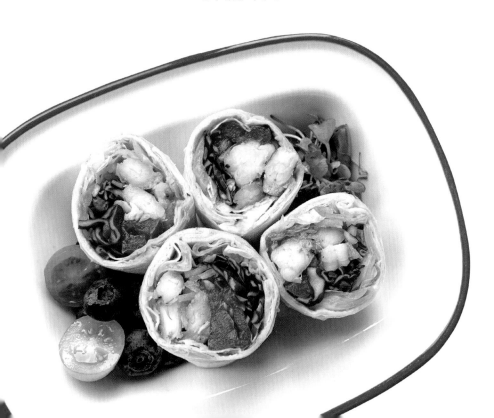

준비재료

주재료 ──

새우 100g
또띠아 1장
양상추 5장
적채 60g
양파 1/2개
토마토 1/2개
슬라이스 치즈 1장

양념 ──

다진 마늘 1큰술
올리브유 1큰술
허브솔트 0.3큰술
후춧가루
스리라차
머스터드

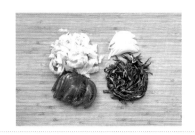

① 양상추, 적채, 양파, 토마토를 채 썬다.

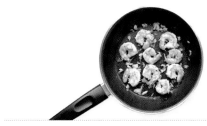

② 새우에 허브솔트, 다진 마늘, 올리브유, 후춧가루를 넣고 양념하여 달군 팬에 볶는다.

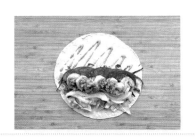

③ 또띠아 위에 스리라차와 머스터드를 바르고, 양상추, 적채, 양파, 토마토, 볶은 새우, 치즈를 얹어 돌돌 만다.

• 새우는 커피, 차, 탄산음료, 초콜릿 등 카페인이 많이 함유된 식품과 함께 섭취하는 것은 좋지 않아요! 카페인이 새우에 함유된 칼슘과 비타민을 체외로 배출하며 흡수를 방해하기 때문에, 새우를 먹을 때는 카페인이 많이 함유된 식품과 따로 섭취하기를 권합니다.

• 또띠아 채소 재료 중 특히 적채가 새우와 궁합이 좋습니다. 적채가 집에 있고 예쁜 색감을 내고 싶다면 적채를 사용하고, 굳이 적채가 아니더라도 양배추만으로도 좋아요!

40

소요시간
15분

계절마다 다양한 맛
계절마다 다른 예쁨

그릭요거트 후르츠 샌드

요즘 다이어트 시 많이 애용하는 인기 식재료 그릭요거
트! 보통은 요거트볼로 많이 즐기지만, 싱그러운 과일이
당길 때 과일을 풍부히 더해 샌드위치로 즐겨보세요.
알록달록 색감에 기분도 산뜻해지고 한 끼로 충분한 영
양과 포만감까지 얻을 수 있답니다.
그릭요거트는 기존 요거트보다 칼슘이 더 풍부하고, 변
비에도 더욱 효과적이에요. 하지만 역시나 요거트도 유
지방이기 때문에 적당한 양을 정해서 먹어야 해요.

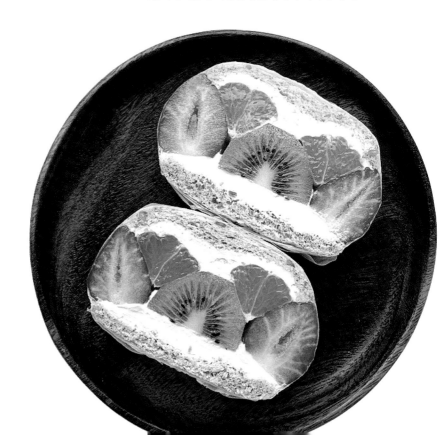

준비재료

주재료 ──
통밀빵 2장
그릭요거트 100g
딸기 3개
키위 1개
귤 1개

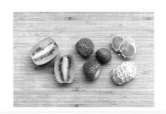

① 키위, 귤은 껍질을 제거한 뒤 반으로 자르고, 딸기는 깨끗이 씻어 꼭지를 자른다.

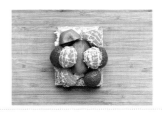

② 빵 위에 요거트를 절반 바르고, 잘랐을 때의 단면을 생각하며 과일을 얹는다.

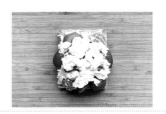

③ 과일 위에 다시 요거트 절반을 바른 뒤 빵을 덮는다.

- 과일 조합은 원하는 대로 무궁무진하게 변경할 수 있어요! 특히 계절 과일을 이용하면 매번 다양한 후르츠 샌드의 매력을 만끽할 수 있지요. 샌드하였을 때 좋은 과일은 무화과, 단단한 복숭아, 단감, 청포도 등이에요.

- 처음부터 매직랩을 깔아 둔 상태에서 시작하면 나중에 도마에서 옮기는 수고를 덜 수 있답니다.

- 예쁜 모양을 위해서 식빵 테두리를 잘라내었지만, 그냥 그대로 사용해도 괜찮아요.

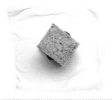

④ 매직랩에 꼭 감싼 뒤 단면을 생각하여 잘라 완성한다.

Chapter 3

조금 더 클린하게 먹고 싶은 끼니에는 샐러드를 먹었어요.

샐러드 식단은 정신을 더 바짝 차리게 해주는 다이어트 식단이죠.

'풀때기는 맛 없어!'라고 생각했던 편식대마왕인 제가,

맛있게 풀 먹는 방법을 알려드릴게요.

화려하게 즐기는 풀 파티!

잇클린 샐러드

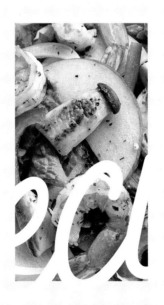

양껏 가득 먹고 싶은 날
먹는 재미에 푸짐함까지

브로콜리 흑임자 샐러드

다이어트를 하며 제한된 양만 먹다 보니, 그저 양껏 가
득 먹고 싶어서 만들어 먹게 된 게 이 브로콜리 흑임자샐
러드예요. 브로콜리 한 송이와 두부 반 모, 견과류와 흑
임자가루까지 고소하게 추가해서 가볍지만 아주 푸짐한
샐러드 한 그릇을 한 끼에 몽땅 먹을 수 있다는 것이 매
력적인 메뉴예요.
아삭하게 데친 브로콜리 사이사이에 박힌 고소한 흑임
자와 두부, 심심할 때쯤 씹히는 견과류가 먹는 재미를 더
해준답니다.

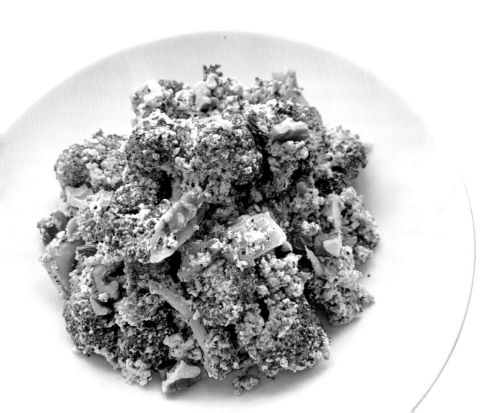

준비재료

주재료 ——
브로콜리 1송이
두부 1/2모(150g)
견과류 20g

양념 ——
소금 한 꼬집
소이마요 1큰술
흑임자가루 2큰술

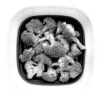

① 브로콜리는 작은 송이로 자른 후 전자레인지용 찜기에 3분 쪄낸 뒤 찬물에 식혀 물기를 제거한다.

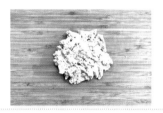

② 두부는 키친타월에 물기를 제거하여 으깬다.

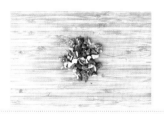

③ 견과류는 잘게 자른다.

• 전자레인지용 찜기가 없다면, 한 번 씻은 후 물기가 있는 상태의 브로콜리를 내열 용기에 담아 랩을 씌운 뒤 구멍을 내어 3분 돌립니다.

• 흑임자가루 대신 통깨를 으깨어 사용해도 좋아요.

• 마요네즈를 빼고, 다진 마늘 0.5큰술과 참기름 0.5큰술을 넣어 양념하면 건강 밑반찬으로도 좋아요.

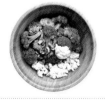

④ 브로콜리, 두부, 견과류, 소금, 소이마요, 흑임자가루를 넣고 무친다.

42

소요시간
25분

평범한 재료로
색다르게 즐기는

스터프드에그 샐러드

평범한 재료로 색다르게 먹고 싶은 날 딱인 스터프드에그 샐러드!

스터프드에그는 서양 에피타이저로 우리나라에서도 파티 음식의 하나로 사랑받는 핑거푸드 메뉴예요.

샐러드 채소를 풍성하게 곁들여서 다이어터를 위한 한 끼 식사로 충분한 샐러드로 만들어보았어요! 모양도 예뻐 눈으로도 먹는 화려한 다이어트 식단입니다.

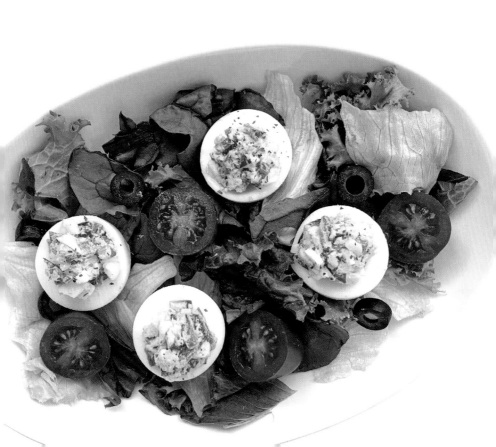

준비재료

주재료 ——

달걀 3개
양상추 30g
모둠쌈 20g
파프리카 1/4개
방울토마토 4개
올리브 슬라이스 조금

양념 ——

소이마요 1큰술
머스터드 1큰술
후춧가루 한 꼬집

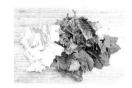 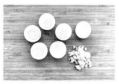

① 양상추와 모둠쌈은 먹기 좋게 썰고, 달걀은 삶아 가로로 반 잘라 노른자와 흰자를 분리한다.

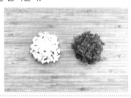

② 흰자 1개 분량과 파프리카는 잘게 다진다.

③ 볼에 달걀 노른자, 다진 흰자와 파프리카, 양념을 넣어 속을 만든다.

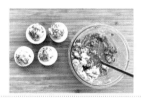

④ 반으로 자른 흰자 4조각에 속을 채워 넣어 스터프드에그를 만든다.

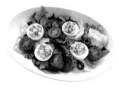

⑤ 그릇에 양상추와 모둠쌈, 올리브, 반으로 자른 방울토마토를 담고 스터프드에그를 얹어 완성.

• 달걀 노른자가 가운데에 놓이게 삶아야 속을 넣기 좋은데, 그러려면 처음 5분 동안 달걀을 굴리며 익혀요. 달걀은 찬물에 넣어 삶기 시작하고, 상온에 둔 달걀은 10분, 냉장고에서 바로 꺼낸 달걀은 15분간 삶아야 완숙이에요.

• 속이 남으면 샌드위치나 또띠아의 재료로 사용해도 좋아요!

• 구성에 탄수화물을 넣고 싶다면, 빵이나 또띠아를 가볍게 곁들여도 맛있어요.

쌀쌀한 날에는
샐러드도 따뜻하게

———

웜샐러드

쌀쌀했던 어느 날, 샐러드가 유난히 차갑게 느껴진 적이 있어요.

그때 볶고 찌고 굽는 웜샐러드를 다이어트 도시락에 곁들였는데, 생채소로 먹는 샐러드보다 몸도 따뜻한 기분이고 속도 편안했어요.

냉장고 털이 메뉴로도 좋고, 무엇보다 에어프라이어로 샐러드 한 그릇이 완성되니 시간이 없을 때 더욱 좋은 메뉴랍니다. 생채소가 어려운 분들에게도 추천해요.

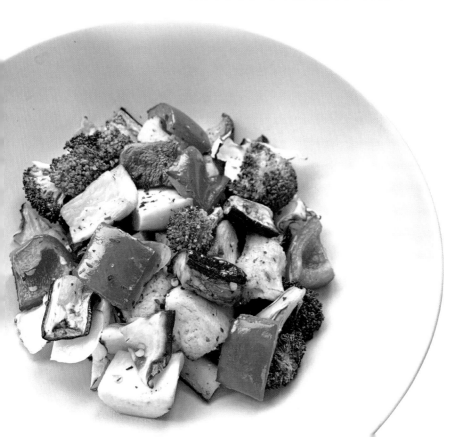

준비재료

주재료 ——
닭가슴살(완제품) 100g
양배추 40g
브로콜리 1/2개
가지 1/2개
새송이버섯 1/2개
파프리카 1/4개

양념 ——
허브솔트 0.2큰술
올리브유 1큰술

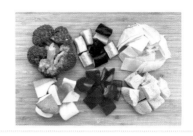

① 브로콜리, 가지, 양배추, 새송이버섯, 파프리카, 닭가슴살을 큼직한 큐브 모양으로 자른다.

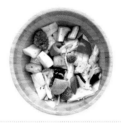

② 닭가슴살과 모든 채소를 섞어 허브솔트와 올리브유에 골고루 버무린다.

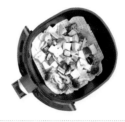

③ 에어프라이어에 180도로 10분 조리하여 완성.

- 따로 드레싱이 없어도 충분히 맛있지만, 홀그레인머스터드를 곁들이면 마치 레스토랑에서 즐기는 메뉴처럼 맛이 한층 더 업그레이드된답니다!

- 위의 재료 외에 추천하는 재료는 애호박, 양파, 토마토 등이 있어요.

- 탄수화물을 함께 구성하고 싶다면, 고구마, 단호박, 감자를 얇게 썰어 함께 구워주세요! 단, 고구마와 감자는 물에 헹궈 전분질을 제거해야 깔끔하게 조리할 수 있어요.

내 안에 너 있고
네 밖에 나 있다!

훈제연어 고구마볼 샐러드

브런치카페 부럽지 않은 고급스런 다이어트용 샐러드
한 그릇을 소개합니다!
상큼한 고구마무스를 품은 짭조름한 훈제연어를 한 장
한 장 벗겨 고구마무스를 싸 먹으면 다이어트 중에도 근
사하게 대접받는 기분이 들 거예요.
탄수화물, 단백질, 식이섬유를 고루 챙겨 먹을 수 있는
샐러드! 특별한 드레싱 없이도 충분히 맛있게 즐길 수 있
는 조합이랍니다.

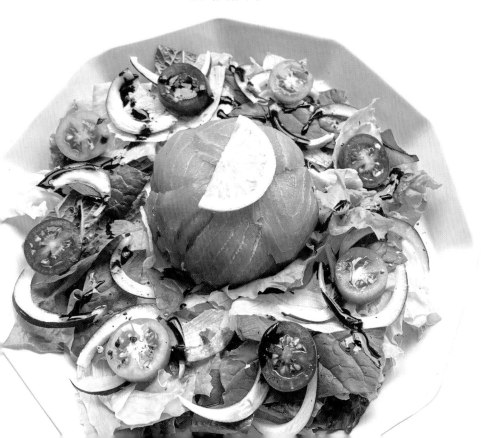

준비재료

주재료 ——
훈제연어 100g
찐 고구마 100g
양상추 30g
모둠쌈 20g
적양파 1/6개
방울토마토 5개
플레인요거트 3큰술

양념 ——
발사믹식초 1큰술
올리브유 1큰술
통후추

① 찐 고구마에 요거트를 넣고 으깨어 고구마무스를 만든다.

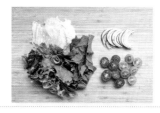

② 양상추와 모둠쌈은 먹기 좋은 크기로 자르고 방울토마토는 얇게, 적양파는 채 썬다.

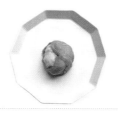

③ 접시에 고구마무스를 뭉쳐 돔 형태로 만들고, 훈제연어를 붙이며 감싼다.

- 발사믹식초와 올리브유 대신 고구마무스를 만들고 남은 플레인요거트를 샐러드 드레싱으로 이용해도 맛있어요.

- 레몬이 있다면 곁들여주세요! 더욱 싱큼하고 개운하게 즐길 수 있어요.

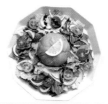

④ 연어볼 주변으로 샐러드 채소를 두르고, 발사믹식초, 올리브유, 통후추를 갈아 뿌려 완성.

무지갯빛
일곱 가지 맛의 향연

크래미 콥샐러드

가볍지만 풍요롭고, 눈까지 즐거운 콥샐러드!
다이어트 식단으로 인기인데요, 저는 크래미, 병아리콩
을 주요 재료로 구성하여 가볍지만 단백질도 풍성하고
든든한 레시피로 즐겼답니다.
냉장고 털이 메뉴로도 딱이고, 뭐든 넣어도 맛있지만 탄
수화물, 단백질, 식이섬유소까지 다양하게 먹을 수 있고
재료 본연의 신선함을 즐기기에 제격인 식단입니다!

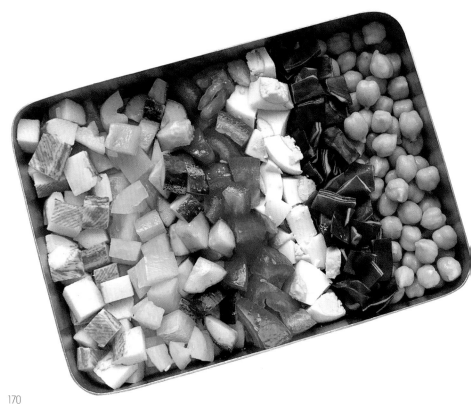

준비재료

주재료 ——

크래미 4개(70g)
달걀 1개
오이 1/4개
파프리카 1/4개
토마토 1/2개
삶은 병아리콩 50g
적채 40g

양념 ——

발사믹식초 0.5큰술
올리브유 0.5큰술
소금 한 꼬집
레몬주스 0.3큰술
후춧가루

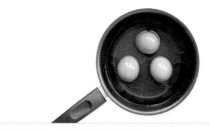

① 달걀은 10~15분간 삶아서 껍질을 깐다.

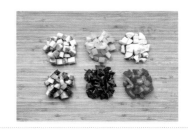

② 크래미, 오이, 파프리카, 적채, 삶은 달걀, 토마토를 작게 깍둑썰기 한다.

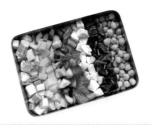

③ 병아리콩과 ②를 모두 줄줄이 담고, 발사믹식초, 올리브유, 소금, 후춧가루, 레몬주스를 뿌려 완성한다.

• 도시락으로 쌀 경우 재료만 담아 싼
  뒤 드레싱양념은 따로 포장하는 것이
  좋아요. 바로 먹을 경우에는 레시피
  와 같이 뿌려서 섞어 먹으면 좋아요!
  원하는 드레싱으로 교체해서 먹어도
  좋습니다.

• 집에 레몬이 있다면 레몬주스 대신
  직접 레몬즙을 짜서 뿌리면 더 맛있
  어요.

카레향 가득한
인도풍 치킨

탄두리치킨 샐러드

다이어트 식단을 하면 심심한 맛이 지겨워지고, 닭가슴
살이 먹기 싫어지는 순간이 오더라고요! 장기간 다이어
트에 지쳤을 때 이국적인 맛을 즐길 수 있는 메뉴.
인도 음식 중 탄두리치킨을 좋아하는데, 집에 있는 재료
로 쉽게 만들 수 있어 더욱 좋아요! 산뜻한 샐러드에 또
띠아쌈까지 곁들이면 완벽한 탄단지섬의 구성이 된답
니다.

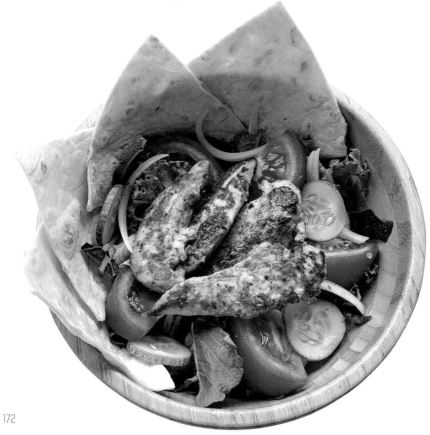

준비재료

주재료 ——
또띠아(8인치) 1장
닭안심 100g
양상추 50g
모둠쌈 25g
오이 1/6개
토마토 1/2개
양파 1/6개

양념 ——
카레가루 1/2큰술
플레인요거트 1큰술
고춧가루 1/3 큰술
후춧가루
올리브유 0.5큰술

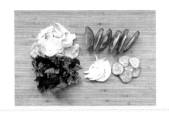

① 채소는 씻어 샐러드로 먹기 좋은 크기로 잘라 물기를 뺀다.

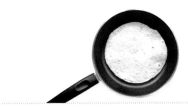

② 또띠아는 달군 팬에 기름 없이 앞뒤로 구워 4등분한다.

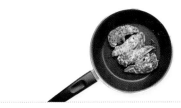

③ 카레가루, 요거트, 후춧가루, 고춧가루로 양념한 닭안심은 달군 팬에 기름을 두르고 굽는다.

• 원래 탄두리치킨은 양념한 닭을 인도 전통화덕인 탄두르에 구워낸 요리예요. 저는 팬에 살짝 기름을 둘러 닭을 구워서 간단하면서 담백하게 만들어 봤어요.

• 드레싱은 요거트드레싱을 곁들이면 가장 맛있고, 집에 향신료가 있을 경우 취향껏 닭안심에 양념을 더해도 좋아요.

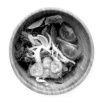

④ 그릇에 샐러드를 담고, 구운 닭안심과 또띠아를 얹어 마무리한다.

피로야 가라~
시원하고 새콤한

___

오징어 세비체

세비체는 해산물을 잘게 잘라 산(식초나 레몬주스)에 재워 익힌 뒤 차가운 샐러드로 먹는 중남미의 대표적인 에피타이저예요! 생소한 이름이나 겉모습에 비해 생각보다 만들기 쉽고 맛있게 즐길 수 있어서 자주 만들어 먹는 메뉴예요.

오징어는 풍부한 단백질원으로 근육 증강과 피로 회복에 좋은 아미노산도 풍부하게 함유되어 있어 다이어터들에게 아주 좋답니다!

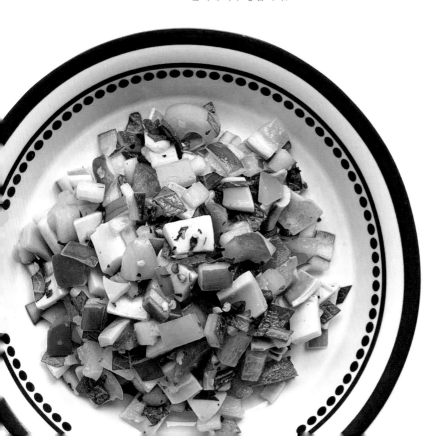

준비재료

주재료 ——
오징어 100g
오이 1/6개
토마토 1/2개
적양파 1/6개
파프리카 1/4개
깻잎 5장

양념 ——
레몬주스 1큰술
식초 1큰술
올리브유 1큰술
다진 마늘 0.3큰술
소금 두 꼬집
통후추

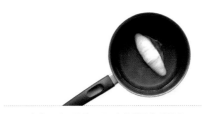

① 오징어는 끓는 물에 30초 데쳐 찬물에 식힌다.

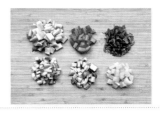

② 오징어, 오이, 토마토, 양파, 파프리카, 깻잎은 작게 깍둑 썬다.

- 오징어는 데친 뒤 손으로 밀고 뜯어서 껍질을 제거해 사용해도 되고, 그냥 껍질째 먹어도 괜찮아요.

- 오징어가 번거롭다면 맛살이나 캔 참치로 대체해 즐겨도 좋고, 빵이나 또띠아를 구워 자른 뒤 세비체를 올려 먹어도 너무 맛있어요.

- 세비체는 해산물을 생으로 조리한 새콤한 요리예요! 더욱 새콤한 맛을 원하면 식초나 레몬주스의 양을 늘리면 되고, 레몬이 있다면 레몬주스보다는 직접 레몬즙을 짜서 이용하는 것이 더 상큼하고 맛이 좋아요.

- 정통 세비체는 날것의 해산물을 산에 1시간 이상 재워서 산으로 익힌 뒤 먹지만, 간편하게 즐기는 다이어트식 세비체로 레시피를 구성해보았어요. 오징어를 생으로 먹기엔 부담이 있어서 살짝 데쳐서 조리했답니다.

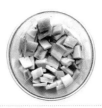

③ 오징어는 식초에 잠시 절여둔다.

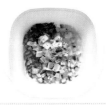

④ 식초에 절인 오징어는 물에 헹구어 볼에 담고, 나머지 채소를 한데 섞어 레몬주스, 올리브유, 다진 마늘, 소금, 통후추를 갈아 넣고 고루 섞어 완성.

향긋함 두 배
영양도 두 배

구운 새우 버섯 샐러드

언제 먹어도 맛있는 새우! 샐러드에 얹어 먹으면 다이어
트 식단에 지칠 쯤 소소한 행복을 주더라고요.
특히 새우와 버섯은 함께 먹으면 맛도 좋지만 영양 궁합
도 좋답니다. 새우의 콜레스테롤 수치를 버섯이 잡아주
며 성인병을 예방해주고 체내 칼슘 흡수를 향상시켜준
답니다.
구운 새우와 버섯의 향이 매력적인 남녀노소 모두가 반
할 샐러드예요.

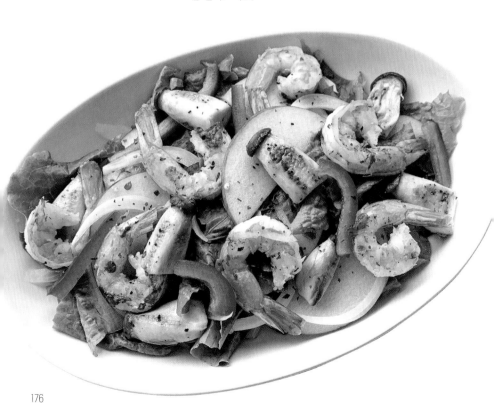

준비재료

주재료 ──

새우 100g

미니새송이버섯 100g

상추 8장

사과 1/4개

양파 1/4개

파프리카 1/4개

양념 ──

허브솔트 0.5큰술

올리브유 1큰술

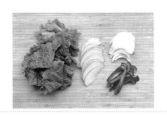

① 상추는 한입 크기로 썰고 사과, 양파, 파프리카는 얇게 썬다.

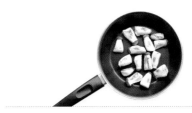

② 달군 팬에 기름을 두르고 버섯을 허브솔트로 간하여 굽는다.

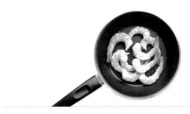

③ 달군 팬에 기름을 두른 뒤 새우를 허브솔트로 간하여 굽는다.

• 드레싱은 발사믹드레싱이나, 싱큼한 드레싱류가 잘 어울려요!

• 탄수화물을 곁들이고 싶다면, 호밀빵 1~2조각과 함께하면 더욱 든든한 식단이 됩니다.

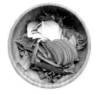

④ 상추, 사과, 양파, 파프리카를 그릇에 담고, 구운 버섯과 새우를 식힌 후 얹는다.

49

소요시간
30분

채소를 가득 담은
다채로운 맛의

다이어트 치폴레

멕시코 음식 중 하나인 '치폴레'를 다이어터 버전으로 만들어 즐겨보아요!
치폴레는 밥에 각종 채소와 콩, 육류 등을 얹고 살사소스, 사워크림을 곁들여 먹는 메뉴예요. 이름도 생소하고 재료 구성도 생소하지만 한입 먹어보면 색다르고 다채로운 맛에 감동할 거예요.
채소를 그득 먹을 수 있어 좋은데 밥까지 함께 먹을 수 있어서 더욱 든든한 다이어트 메뉴랍니다.

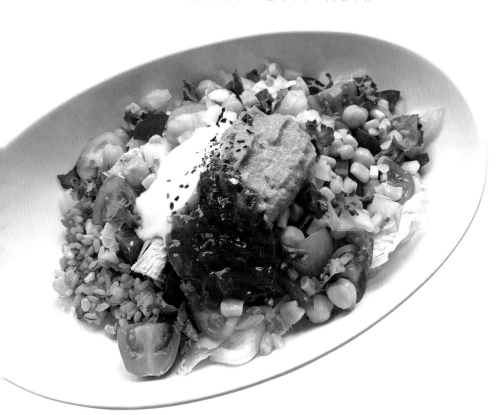

준비재료

주재료 ——

잡곡밥 80g

닭가슴살(완제품) 50g

삶은 병아리콩 30g

캔 옥수수 1큰술

양상추 4장

방울토마토 5개

양파 1/4개

아보카도퓨레 1큰술

양념 ——

플레인요거트 1큰술

살사소스 1큰술

레몬주스

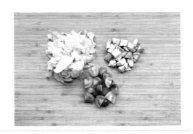

① 양상추는 씻어 물기를 제거한 뒤 채 썰고, 토마토와 닭가슴살은 작게 깍둑썰기 한다.

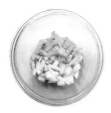

② 양파는 잘게 다져 찬물에 약 10분간 담가 매운맛을 뺀 뒤 물기를 제거한다.

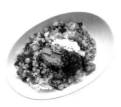

- 슬라이스 치즈 1장이나 피자치즈 1큰술을 추가하면 더욱 풍미를 느낄 수 있어요. 하지만 가볍게 먹으려면 통과!

- 원조 치폴레는 사워크림으로 맛을 내지만, 우리는 다이어터니까 플레인요거트로 대체해서 맛을 살렸어요!

- 아보카도와 레몬주스는 생략해도 좋지만, 살사소스와 플레인요거트는 꼭 들어가야 제대로 된 맛을 냅니다. 아보카도퓨레 대신 아보카도 1/2개를 슬라이스하여 대체해도 맛있어요!

③ 그릇에 잡곡밥을 담고 준비한 채소, 병아리콩. 옥수수를 얹은 뒤 플레인요거트, 살사소스, 레몬주스, 아보카도퓨레를 곁들인다.

50
소요시간
15분

맛있는 거 좋은 거
한 그릇에 담았네

연어 아보카도볼

다이어터들의 최고 인기 생선인 연어를 이용해 브런치로 간편하고 맛있게 즐길 수 있는 레시피를 소개할게요. 연어와 아보카도는 이미 많은 사람들이 인정한 꿀조합이죠? 크리미한 아보카도가 마치 소스처럼 연어와 버무려지면서 연어를 더욱 맛있게 해줘요!
연어의 풍부한 단백질과 아보카도에 가득한 철분의 만남으로 탈모 예방까지 해주는 식단이에요!

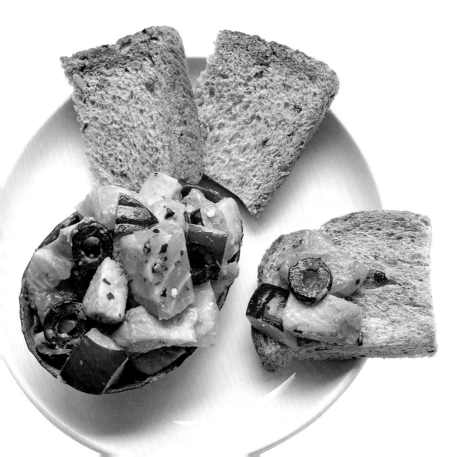

준비재료

주재료 ——
아보카도 1개
연어 100g
적양파 1/4개
올리브 3개

양념 ——
소금 한 꼬집
통후추
올리브유 1큰술
레몬주스 0.5큰술

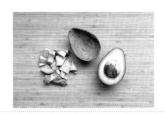

① 아보카도는 반으로 잘라 씨를 뺀 뒤 속살을 큰 숟가락으로 도려내 깍둑썰기 하고, 껍질은 그릇으로 사용한다.

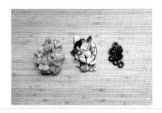

② 연어와 양파는 깍둑 썰고, 올리브는 얇게 납작 썬다.

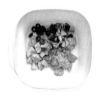

③ 재료를 담고 소금, 굵게 간 통후추, 올리브유, 레몬주스를 넣어 잘 버무린다.

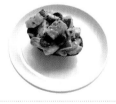

• 무탄으로 가볍게 먹어도 좋지만, 탄수화물을 곁들이기 위해 호밀식빵 한 장에 얹어 먹으면 꿀맛이죠!

④ 아보카도 껍질 안에 버무린 재료를 담는다.

51

소요시간
15분

봄날처럼
생기를 되살려주는

———

봄나물 과일샐러드

365일 입맛이 좋은 저도 봄이나 한여름 다이어트 중에는
날씨에 지치고 운동 후 다 귀찮고 입맛이 없어지는 경우
가 아주 가끔 있어요.
그럴 땐 평소 좋아하는 고기나 묵직한 고단백 식단도 당
기지 않고, 불을 사용해 조리하고 싶지도 않지요. 그렇다
고 끼니를 거르는 것은 절대 금지!
입맛 살려주고 한 박자 쉬어가는 메뉴로 제격인 봄나물
과일샐러드로 정신 번쩍 드는 한 끼를 즐겨보세요!

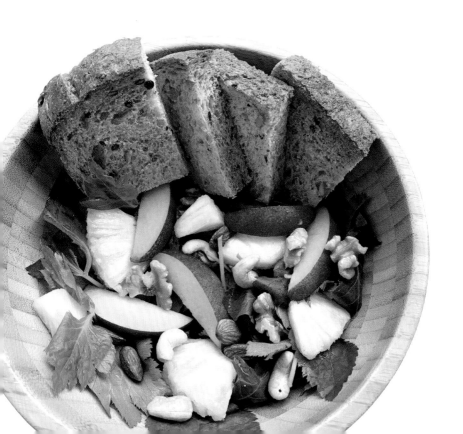

준비재료

주재료 ——

호밀식빵 1장

참나물 50g

견과류 25g

파인애플 70g

천도복숭아 1개

양념 ——

플레인요거트 80g

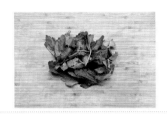

① 참나물은 깨끗이 씻어 물기를 털고, 억센 줄기 부위는 제거한 뒤 잎사귀만 먹기 좋게 자른다.

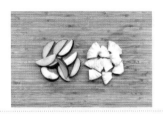

② 과일은 한입에 먹기 좋은 크기로 자른다.

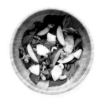

③ 참나물과 과일을 섞어 그릇에 담고, 견과류를 뿌린다.

- 식단 구성에 부족한 단백질은 앞 뒤 끼니에 조금 더 풍성히 섭취하세요.

- 봄나물 중 샐러드에 쓰기 좋은 나물로는 돌나물, 세발나물, 취나물, 유채나물 등이 있어요. 나물이라고 어렵게 생각하지 마세요! 특히 봄(3월)에는 잎이 여려서 생식 가능하고 싱그러움을 만끽할 수 있으니, 구입 후 깨끗이 씻어서만 먹어도 늘 먹던 샐러드와는 색다른 기분을 낼 수 있답니다.

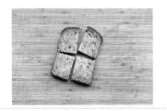

④ 식빵은 4등분 후 샐러드와 곁들이고 플레인요거트를 드레싱으로 대체하여 완성.

183

52

소요시간
25분

특별한 식감과
향미를 품은

오징어 흑미 샐러드

다이어트 단백질원으로 강력 추천하는 오징어! 오징어를 이용해 조금 더 특별한 샐러드로 즐기는 방법을 소개할게요!

일반 샐러드에도 단백질만 오징어 구이나 데친 오징어로 바꿔도 한층 더 맛있고 기분 전환이 되지만, 조금 더 신경 써서 변화를 주면 레스토랑에서 파는 샐러드 부럽지 않은 한 끼를 먹을 수 있어요. 흑미밥으로 탄수화물도 더해주고 식감과 보는 재미도 살린 오징어 흑미 샐러드로 영양 가득, 즐거움 가득한 다이어트하세요!

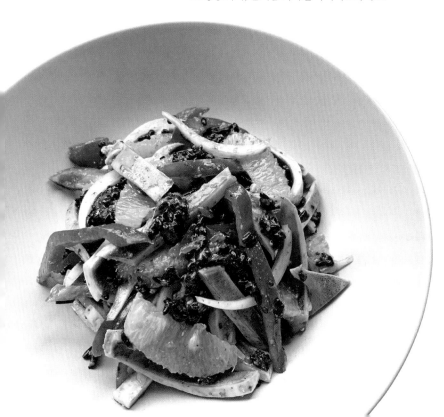

준비재료

주재료 ──

흑미밥 80g
오징어 100g
피망 1/2개
파프리카 1/4개
양파 1/4개
오렌지 1/2개

양념 ──

바질페스토 1큰술
레몬주스 1큰술
올리브유 0.5큰술
통후추

- 오징어에 부족한 비타민A가 풍부한 피망과 오렌지를 넣어 영양 밸런스를 맞추고 맛도 업그레이드했어요.

- 흑미로만 밥을 지을 때 물의 양은 흑미 1대 물 0.8의 비율이에요. 평소 밥 물보다 20% 정도 물의 양을 줄여서 전기밥솥에 일반 밥짓기를 하면 샐러드에 곁들이기 좋은 고슬고슬한 흑미밥을 지을 수 있어요! 미리 한 솥 지어 소분하여 냉동한 뒤 샐러드에 탄수화물로 곁들여주면 영양 구성도 챙기고 흑미밥으로 색다른 샐러드를 즐길 수 있답니다! 이왕이면 알맹이 하나하나 톡톡 터지는 식감 좋은 찰흑미를 추천합니다.

- 바질페스토는 요즘 마트에서도 흔히 볼 수 있는 소스로 가열 없이 재료를 갈아 만들어 샌드위치 소스로 활용하거나, 냉파스타의 소스로 활용하기 좋은 식재료예요! 조금은 생소하지만 구비해 두면 응용할 수 있는 메뉴가 많답니다.

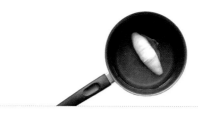

① 오징어는 끓는 물에 30초 데쳐 찬물에 식힌다.

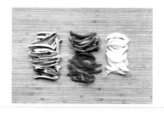

② 오징어, 피망, 파프리카, 양파는 채 썬다.

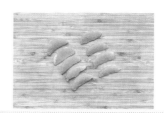

③ 오렌지는 껍질을 제거하고 과육만 남긴다.

④ 볼에 흑미밥과 나머지 재료를 넣고, 굵게 간 통후추와 양념을 모두 넣어 버무린다.

간단하게 기분 내는
든든한 일품 도시락

연어스테이크 샐러드

닭가슴살 못지 않게 다이어터들에게 친근한 식재료가
바로 연어죠. 저는 생으로 먹는 연어회보다는 익혀 먹는
연어스테이크를 더 좋아해요.
탱글탱글 톡톡 터지는 현미밥과 부드러운 연어스테이크
의 식감과 맛의 궁합이 정말 좋아요! 그래서 샐러드 도시
락으로 많이 애용했던 레시피입니다.

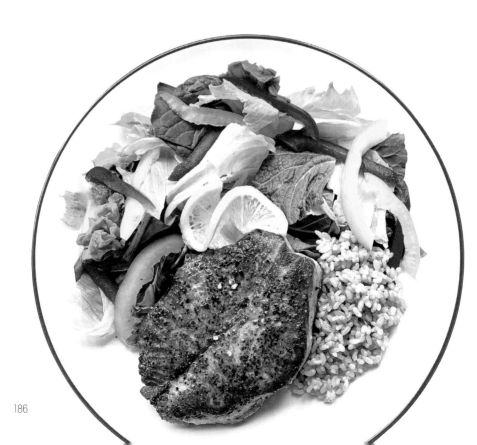

준비재료

주재료 ——
현미밥 80g
연어(스테이크용) 200g
양상추 25g
모둠쌈 20g
파프리카 1/4개

양념 ——
올리브유 1큰술
허브솔트 0.3큰술

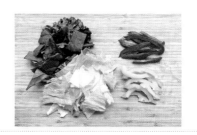

① 양상추, 모둠쌈은 물기를 제거한 뒤 먹기 좋은 크기로 자르고,
파프리카는 채 썬다.

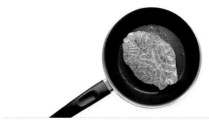

② 달군 팬에 기름을 두르고 연어를 올려 허브솔트로 간을 하며 굽
는다.

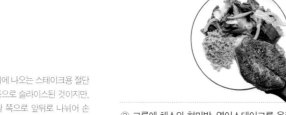

③ 그릇에 채소와 현미밥, 연어스테이크를 올린다.

- 이 레시피에 나오는 스테이크용 절단
연어는 통으로 슬라이스된 것이지만,
껍질과 살 쪽으로 앞뒤로 나뉘어 손
질된 연어도 있어요! 그럴 경우 껍질
쪽부터 바삭하게 익혀야 더욱 맛이
좋아요. 간은 살 쪽에 하면 됩니다.

- 현미밥 대신 고구마, 단호박, 감자, 통
밀빵이나 또띠아 등으로 다양하게 바
꿔가며 곁들여도 잘 어울려요.

- 레몬이 있다면 곁들이고, 없다면 생
략해도 괜찮아요.

Chapter 4

저는 뼛속부터 육식파, 프로 육식러예요.

고기 없이는 살 수 없고, 주기적으로 고기를 먹지 않으면 아픈 것 같은 기분이 들어요.

다이어트 식단은 다행히도 단백질을 먹을 수 있잖아요.

그래서 좋아하는 고기를, 다이어터가 먹을 수 있는

최소한의 양념과 조리법을 사용하여 만들어 먹었지요.

이제 육식파들도 저와 함께 행복한 다이어트 고기밥상으로 감량길 걸어요!

고기가 최고시다! 고기 러버 취향 저격

다이어트 고기 밥상

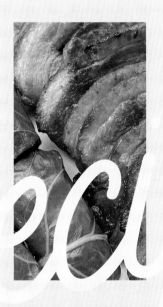

품위 있게
기분 내고 싶은 날!

스테이크 덮밥

다이어트 식단에 지치고, 외식이 당기는 날!
맛집 레스토랑 부럽지 않은 맛있는 스테이크를 푸짐하
게 덮밥으로 즐겨요.
육식파의 최애 메뉴인 스테이크를 다이어트 버전 덮밥
으로 즐길 수 있도록, 양념은 최소화하고 맛은 살렸어요.
컨디션 안 좋은 날, 풍부한 단백질로 텐션 업 할 수 있는
식사랍니다.

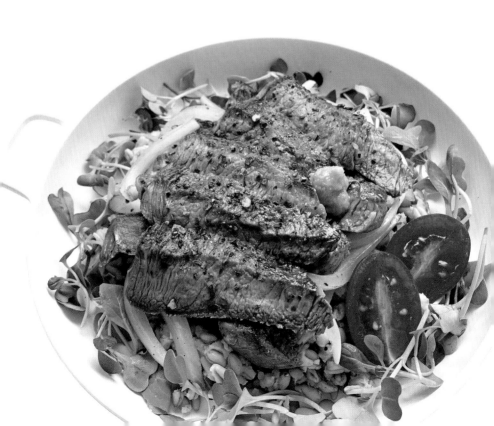

준비재료

주재료 ——
소고기(스테이크용 등심) 200g
잡곡밥 100g
양파 1/2개
샐러드 채소 약간

양념 ——
소금 한 꼬집
후춧가루 한 꼬집
올리브유 1큰술
우스터소스 1큰술
고추냉이 취향껏

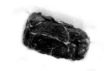

① 고기는 기름 부위를 제거한 뒤 소금, 후춧가루, 올리브유로 약 10분간 마리네이드해두고, 양파는 채 썰어 준비한다.

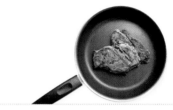

② 팬을 달구어 센불에 고기를 굽기 시작하여 겉이 노릇해지면 중간불로 줄여 뒤집어 익힌 후 도마나 다른 그릇에 옮겨 레스팅한다.

• **마리네이드란?**
고기나 생선을 조리하기 전에 맛을 들이거나, 부드럽게 하기 위해 와인이나 올리브유 등에 재워 두는 것. 동물성지방을 제거하거나 퍽퍽한 살코기를 부드럽게 즐길 수 있게 돕는 역할을 해요.

• **레스팅(휴지)이란?**
고기의 육즙을 중앙으로 모아주고 더욱 촉촉하게 만들어 주는 조리 방법. 열기 없는 도마나 그릇에 옮겨 5~7분 동안 놔두어요. 레스팅은 고기의 육즙을 중앙으로 모이게 해주어 나중에 도시락으로 쌀 경우에도 끝까지 촉촉하게 먹을 수 있어요.

• 우스터소스가 없다면 간장 0.5큰술에 후춧가루, 올리고당 0.2큰술, 물 0.5큰술로 대체하여 간편하게 즐길 수 있어요!

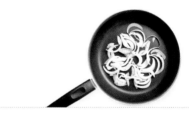

③ 고기를 구웠던 팬에 양파를 넣고 반투명한 상태가 될 때까지 볶는다.

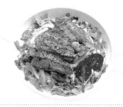

④ 고기를 먹기 좋은 크기로 썰고, 그릇에 잡곡밥 – 볶은 양파 – 우스터소스 – 고기 순으로 담아 고추냉이와 채소를 곁들인다.

안심하고 먹을 수 있는
깔끔 간단

제육김밥

다이어터도 김밥을 먹을 수 있다고? 그것도 무려 제육김밥을?
밥 양념은 생략하고, 고기는 기름기가 적은 안심 부위를 선택해 초간단 양념으로 깔끔하면서도 풍부한 맛을 즐길 수 있게 만들었어요. 제육에는 쌈이 빠질 수 없으니 아삭한 상추까지 더했지요. 마치 쌈 싸 먹는 기분이 드는 다이어터 버전 제육김밥!

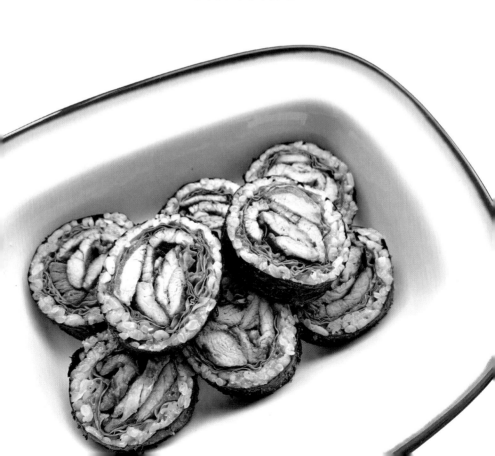

준비재료

주재료 ——
잡곡밥 130g
돼지고기(불고기용 안심) 100g
상추 5장
김밥용 김 1.5장

양념 ——
고추장 0.5큰술
다진 마늘 0.3큰술
올리고당 0.3큰술

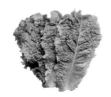

① 상추는 깨끗이 씻어 물기를 제거한다.

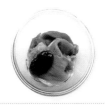

② 얇게 썬 고기에 고추장, 다진 마늘, 올리고당을 넣고 양념한다.

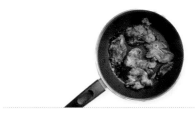

③ 양념한 고기를 달군 팬에 기름 없이 약한 불로 구워서 익힌다.

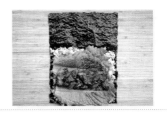

• 깻잎도 함께 넣어 말아도 맛있고, 기호와 냉장고 사정에 맞추어 다양한 채소를 곁들이면 더욱 좋아요.

• 고추장 대신 간장으로 바꾸면 아이들도 함께 먹을 수 있는 불고기김밥으로 변신!

④ 김 1.5장을 붙여 편 후 밥을 얇게 깔고, 상추 – 제육고기 순으로 얹은 뒤 말아서 완성한다.

입안 한 가득
푸짐하게

돈안심 쌈밥

고기를 정말 사랑하는 육식파인 저는 보쌈도 너무 좋아
하는데요, 다이어트를 하며 보쌈을 대체할 수 있는 메뉴
로 자주 즐겼던 돈안심 쌈밥이에요! 일반식으로 즐겨도
부족하지 않은 돈안심 쌈밥!
지방이 적어 담백한 돈안심에 푸짐한 쌈을 우걱우걱 먹
으면 행복해지는 한 쌈!
쌈을 좋아하는 저는 돈안심 말고도 닭가슴살도 쌈밥으
로 많이 즐겼던 빼놓으면 섭섭한 소중한 식단이에요!

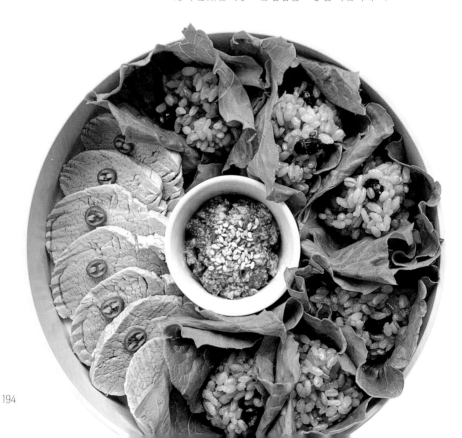

준비재료

주재료 ——
돼지고기(수육용 안심) 200g
잡곡밥 150g
상추 7장
두부 30g

양념 ——
시나몬파우더 0.5큰술
통후추 5개
고추장 0.5큰술
다진 마늘 0.3큰술
참기름 0.3큰술
참깨 조금

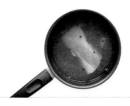

① 냄비에 고기가 잠길 정도의 물과 시나몬파우더, 통후추를 넣고 20분간 삶는다.

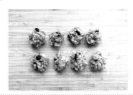

② 잡곡밥은 한입 크기로 나누어 동그랗게 뭉친다.

③ 두부는 물기를 빼고 으깨어 고추장, 다진 마늘, 참깨, 참기름을 넣어 두부쌈장을 만든다.

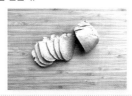

④ 익은 고기는 먹기 좋은 두께로 썬다.

⑤ 상추를 씻어 나누어 놓은 밥으로 쌈을 싸고 수육과 쌈장을 곁들여 완성.

• 고기를 삶을 때 잡내를 없애기 위해 넣고 싶은 재료를 취향껏 넣으셔도 돼요. 저는 평소 집에 있는 시나몬파우더, 생강가루, 통후추를 가장 많이 이용하는 편이고, 커피가루나 된장, 소주 등을 넣어 삶기도 해요. 사실, 신선한 고기는 생수로만 삶아도 충분히 맛이 좋아요.

• 두부쌈장을 만든 이유는 장도 듬뿍 먹고 싶어서예요. 그래서 저염으로 만들었죠. 일반 고추장에 양념을 더하여 다이어터도 부담 없이 푹푹 먹을 수 있고, 두부를 넣어 더욱 영양가 있고 고소한 쌈장으로 변신!

57

소요시간
20분

오리고기로 단백질 뿜뿜
케일로 미네랄, 비타민 팡팡

훈제오리구이 & 케일 쌈밥

오리고기를 가장 간단하고 맛있게 즐길 수 있는 훈제오
리구이에 식이섬유 풍부한 케일을 이용해 쌈밥을 곁들
였어요!
특히 케일에는 미네랄과 비타민이 풍부해 피부 미용, 피
로 회복, 변비 예방에도 효과적이에요. 다이어터를 위한
슈퍼푸드죠.
영양뿐 아니라 맛도 좋아서 다이어터뿐 아니라 누가 봐
도 먹고 싶을 건강한 도시락 메뉴랍니다.

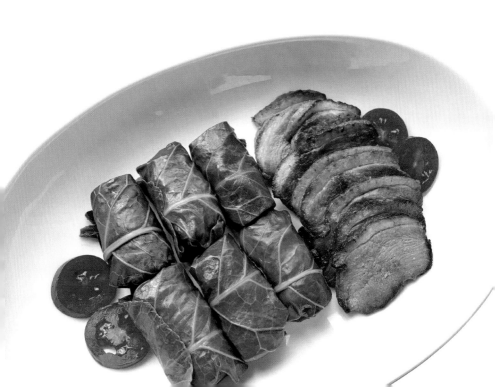

준비재료

주재료 ——
잡곡밥 80g
훈제오리 100g
케일 6장
두부 30g

양념 ——
고추장 0.5큰술
다진 마늘 0.3큰술
참기름 0.3큰술
참깨 조금

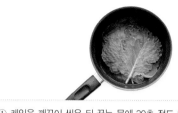

① 케일을 깨끗이 씻은 뒤 끓는 물에 30초 정도 데쳐 찬물에 헹구어 물기를 짠다.

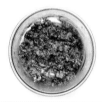

② 두부는 물기를 빼고 으깨어 고추장, 다진 마늘, 참깨, 참기름을 넣어 두부쌈장을 만든다.

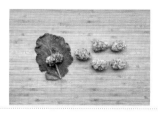

③ 잡곡밥을 6등분하여 동그랗게 말아두고 케일에 두부쌈장을 얹어 돌돌 말아 싼다.

- 케일을 데칠 때에는 끓는 물에 억세고 두꺼운 줄기 먼저 넣고 10초 후 잎사귀를 마저 넣어 데치는 것이 포인트!

- 두부쌈장이 번거롭다면, 고추장 1큰술을 대체 사용해도 괜찮습니다.

- 오리의 껍질과 기름 부위가 많을 경우에는 제거 후 구워주세요! 하지만, 소량의 오리 기름(불포화지방산)을 섭취하는 건 괜찮아요. 불포화지방산은 아미노산과 미네랄 성분이 풍부하여 활성산과 노폐물을 제거하며 독소 배출에도 좋아요!

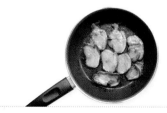

④ 달군 팬에 기름 없이 오리를 구워 키친타월로 기름을 제거한 뒤 곁들여 낸다.

58

소요시간
20분

오늘부터 나도
뽀빠이 힘이 솟아요!

소불고기 시금치샐러드

시금치는 사계절 만날 수 있는 친숙한 나물이에요! 그래서 다이어트 식단 구성 때 많이 사용하는데, 주로 익혀서 먹지만 생식으로도 먹을 수 있어 샐러드에 활용해도 좋아요! 영양소는 여름보다 겨울에 나는 시금치가 더욱 풍부하게 들어 있고 단맛도 더 좋아요.
시금치에 부족한 단백질은 기름기가 적은 소등심 부위로 채워주는 든든한 샐러드 식단이에요!

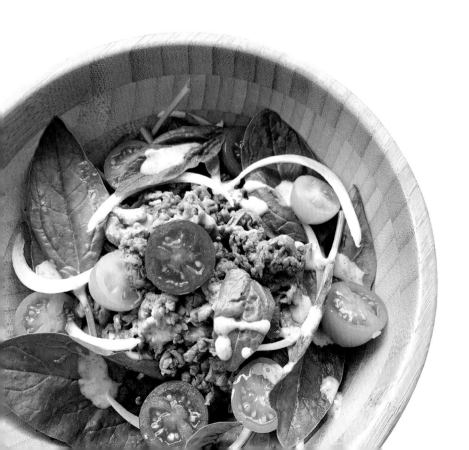

준비재료

주재료 ——
소고기(불고기용 등심) 130g
시금치 80g
양파 1/6개
방울토마토 5개

양념 ——
올리브유 0.5큰술
간장 1큰술
올리고당 0.3큰술
다진 마늘 0.3큰술
참기름 0.3큰술
후춧가루

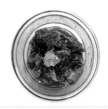

① 고기는 간장, 올리고당, 다진 마늘, 참기름, 후춧가루로 밑간을 한다.

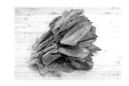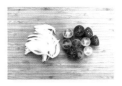

② 시금치는 밑동을 자르고 반으로 자른다. 양파는 얇게 채 썰고, 방울토마토는 반으로 자른다.

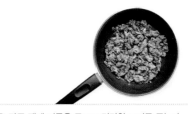

③ 달군 팬에 기름을 두르고 밑간한 고기를 굽는다.

- 참깨드레싱 1큰술 정도를 함께 곁들
여 먹으면 맛 궁합도 좋지만, 시금치
의 옥살산으로 결석이 생길 수 있는
데 참깨에 함유된 리진이라는 필수아
미노산이 옥살산을 무력화하는 역할
을 해준답니다! 시금치나물을 할 때
에도 참깨를 뿌려 마무리하는 것이
좋아요.
참깨드레싱은 통깨 3큰술, 올리고당
0.5큰술, 간장 1큰술, 식초 2큰술, 소
이마요 1큰술, 올리브유 1큰술을 믹
서에 갈아 만듭니다. 하지만 이런 과
정이 번거로울 때는 시판용 참깨드
레싱을 1~2큰술 곁들이는 것도 괜찮
아요.

- 식단 구성 시 탄수화물을 곁들이고
싶다면, 호밀식빵 1조각이나 현미밥
을 꼬들꼬들하게 지어 샐러드와 곁들
여 섞어 먹으면 맛도 영양도 좋아요!

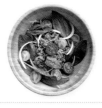

④ 볼에 모든 채소를 섞어 담고, 불고기를 얹는다.

고기구이에
면을 돌돌 말아

실곤약 비빔면 & 돈안심 구이

평소 비빔국수에 고기구이를 곁들여 먹는 것을 좋아해
요. 워낙 고기를 좋아하기도 하고, 삼겹살이 아니면 아침
밥을 먹지 않던 학창 시절도 있었지요.
마치 비빔국수에 삼겹살을 돌돌 말아 싸 먹는 것처럼, 실
곤약 비빔면을 돈안심 구이와 곁들여 대리 만족을 하던
메뉴예요. 다이어트 중 면을 먹는 기분도 낼 수 있고, 고
기까지 곁들였지만 가볍게 만들어 다이어트 식단으로
충분히 즐길 수 있도록 구성한 레시피랍니다.

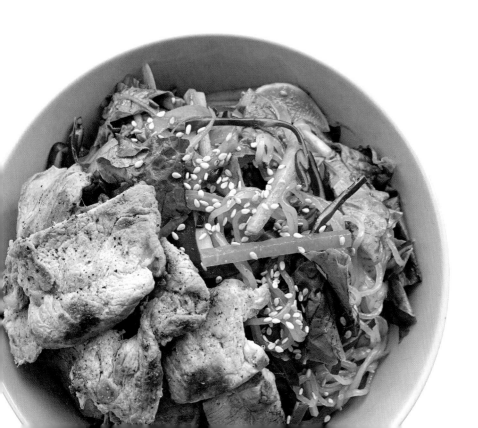

준비재료

주재료 ——
실곤약 100g
돼지고기(슬라이스 안심) 100g
상추 5장
깻잎 5장
적채 30g
오이 1/4개
당근 1/6개
양파 1/6개

양념 ——
고추장 1큰술
고춧가루 0.5큰술
식초 0.5큰술
다진 마늘 0.3큰술
소금 두 꼬집
후춧가루
올리브유 0.5큰술

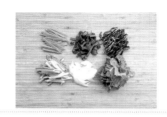

① 모든 채소는 채 썬다.

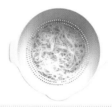

② 실곤약은 찬물에 깨끗이 헹군 후 물기를 제거한다.

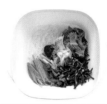

③ 실곤약, 채소, 고추장, 고춧가루, 식초, 다진 마늘을 넣어 비빈다.

• 탄수화물을 추가하고 싶다면, 밥을 조금 곁들여 먹어도 좋아요! 저는 앞뒤의 식사에 많은 양의 탄수화물이나 일반식을 먹게 될 경우 탄수화물이 없는 가벼운 끼니로 구성하여 식단 적용했습니다. 신선한 식재료를 사용하는 것이 좋아요!

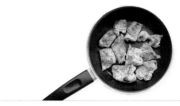

④ 달군 팬에 기름을 두르고 고기를 올려 소금, 후춧가루로 간한 뒤 앞뒤로 구워 비빔면과 곁들인다.

에어프라이어로 곁들임 채소까지 한 번에 끝내는

초간단 삼치스테이크

겨울철 가장 맛이 좋은 삼치는 다이어트 중 단백질 공급원으로 좋은 식재료 중 하나예요!
저는 비린 맛에 약해 해산물을 즐겨 먹지 않지만, 담백하고 비린내가 적은 삼치는 좋아해요. 삼치는 골다공증 예방과 혈관 건강에 탁월한 효능이 있고, 피로 회복에도 도움을 주는 다이어트 단백질원이랍니다.
에어프라이어에 가니쉬까지 한 번에 조리하여 먹을 수 있을 정도로 간단하지만 고급스런 레시피입니다.

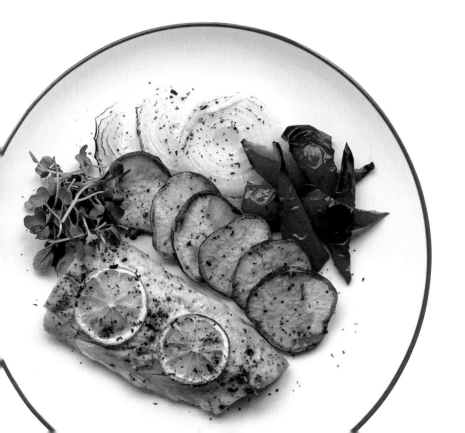

준비재료

주재료 ──
삼치 130g
고구마 100g
양파 1/2개
파프리카 1/4개
레몬 슬라이스 2조각

양념 ──
허브솔트 0.3큰술
후춧가루
카이엔페퍼
올리브유 1.5큰술

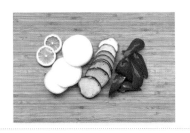

① 고구마, 양파, 파프리카, 레몬은 얇게 썬다.

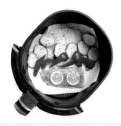

② 에어프라이어에 삼치를 넣고 허브솔트, 후춧가루, 카이엔페퍼, 기름을 고루 바른 뒤 레몬을 얹는다. 그 옆에 모든 채소를 놓고 똑같이 양념을 발라 200도로 10분 조리하여 완성.

• 레몬과 카이엔페퍼는 생략해도 괜찮아요! 카이엔페퍼는 중남미가 기원지인 카이엔고추로 만든 향신료로, 매운 맛이 강해서 고기 등에 뿌려먹으면 풍미가 좋아져요.

• 가니쉬는 보통 경양식집에서 스테이크를 주문하면 음식에 곁들여 나오는 꾸밈 장식을 말해요. 요즘은 가니쉬도 영양과 색감, 맛 궁합에 맞추어 제공되는 음식점이 많아요! 저 역시도 삼치 단품만 먹기보다는 맛과 영양을 생각한 가니쉬를 더하여 식단을 더욱 풍부하게 즐겼습니다.

오늘 저녁엔
고기쌈 싸 먹을까?

———

소불고기 오니기라즈

밥을 샌드위치처럼 간단하게 들고 먹을 수 있는 '오니기라즈'. 일명 밥버거라고 하지요.

다양한 오니기라즈 중에서 가장 좋아하는 조합이 소불고기와 쌈 채소의 콜라보예요. 한입 베어 물면 마치 고기쌈을 먹는 듯한 기분이 들거든요.

특히 탄수화물, 단백질, 식이섬유를 골고루 섭취할 수 있어서 좋고, 아이 어른 할 것 없이 모두가 좋아하는 맛이라서 내 다이어트 식단으로 준비해서 가족의 한 끼 식사로도 내밀 수 있는 메뉴랍니다. 직장인들의 점심 도시락이나 소풍 도시락으로도 딱이에요!

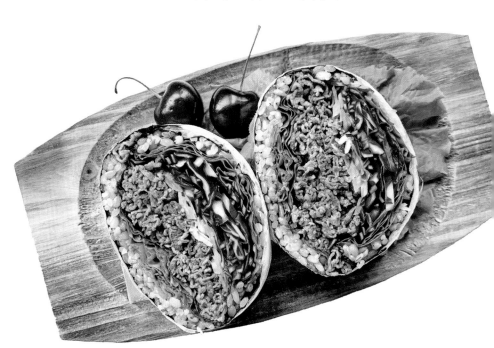

준비재료

주재료 ──

소고기(우둔살) 100g
잡곡밥 130g
김밥용 김 1장
상추 6장
적채 40g
양파 1/6개

양념 ──

간장 1큰술
다진 마늘 0.3큰술
올리고당 0.3큰술
후춧가루

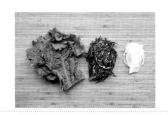

① 상추는 씻어 물기를 제거하고, 적채와 양파는 채 썬다.

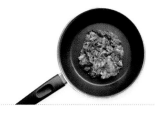

② 얇게 썬 고기를 간장, 다진 마늘, 올리고당, 후춧가루로 양념해 굽는다.

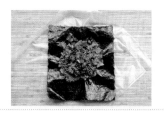

③ 김 위에 준비한 밥의 절반을 얇게 깔고, 상추 3장 – 구운 고기 – 양파 – 적채 – 상추 3장 – 밥 절반 순으로 올린다.

• 소불고기 양념으로 간을 해서 따로 소스를 더하지는 않았지만, 소스가 필요하다면 홀그레인머스터드 또는 매콤한 스리라차로 맛을 더하면 잘 어울려요.

• 상추 말고도 깻잎이나 다른 쌈 채소를 이용하여 고기쌈 먹는 기분을 만끽해보세요.

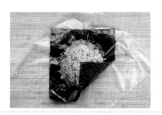

④ 김의 꼭짓점을 중앙으로 감싸며 버거 형태로 만들고, 매직랩으로 싸서 완성.

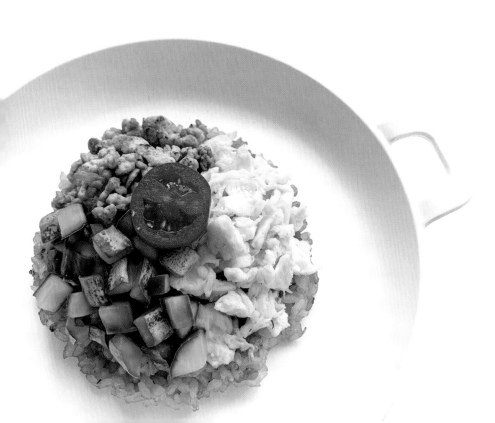

눈이 즐거운 세 가지 색깔
입이 행복한 세 가지 맛

삼색 소보로 덮밥

기분 전환 식단이 먹고 싶은 날! 눈부터 즐거운 예쁜 덮
밥으로 깔끔하게 한 끼 어떨까요?
매일 먹는 닭가슴살이 아닌 돈안심으로 더 맛있게 먹을
수 있는 레시피예요. 색색깔 예쁜 고명을 섞어서 한입 먹
으면 오이의 상큼함과 달걀, 고기의 고소함이 매력적으
로 어우러지는 덮밥이에요.
이렇게 든든하게 한 끼 먹는 날엔 그 어느 일반식도 생각
나지 않죠.

준비재료

주재료 ——

잡곡밥 100g
다진 돼지고기(안심) 80g
달걀 1개
오이 1/2개

양념 ——

간장 0.5큰술
다진 마늘 0.3큰술
올리고당 0.3큰술
소금 한 꼬집
올리브유 0.5큰술

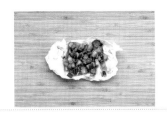

① 오이는 잘게 깍둑썰기하여 소금을 넣고 5분간 절인 뒤 키친타월로 꾹 짜 물기를 제거한다.

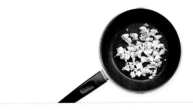

② 달걀은 풀어 달군 팬에 기름을 두르고 스크램블한다.

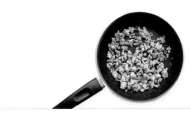

③ 고기는 간장, 다진 마늘, 올리고당을 넣고 양념한 뒤 달군 팬에 볶는다.

- 고기 간과 절인 오이의 간으로 이미 간이 맞을 테지만, 더 맛있게 즐기고 싶다면 연겨자 0.3큰술과 간장 1큰술, 식초 0.3큰술로 겨자양념장을 만들어 곁들여도 꿀맛이에요.

- 오이는 볶음김치로 대체해도 맛이 좋아요! 김치 40g을 잘게 썰어 참기름 0.5큰술에 볶아 오이 대신 곁들이면 옛날 도시락 맛이 느껴질 거예요!

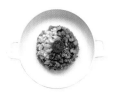

④ 그릇에 밥을 담고 위에 스크램블드에그, 볶은 고기, 절인 오이를 가지런히 덮는다.

맛있어서 엄지 척!
힐링되어 엄지 척!

다이어터 규동

소고기와 양파를 달달한 소스와 함께 끓여 밥 위에 얹어
먹는 일식 소고기 덮밥인 '규동'. 최소한의 단맛으로 기분
좋게! 소고기와 달걀로 단백질 듬뿍! 다이어트 중 힐링
메뉴로 제격이죠.
생각보다 쉽게 만들 수 있는 다이어트 식단이지만 누구
라도 좋아할 맛이에요. 다이어트 중 지인과의 만남이 불
가피하다면 집으로 초대해 후다닥 따뜻한 규동을 만들
어 대접해보세요.

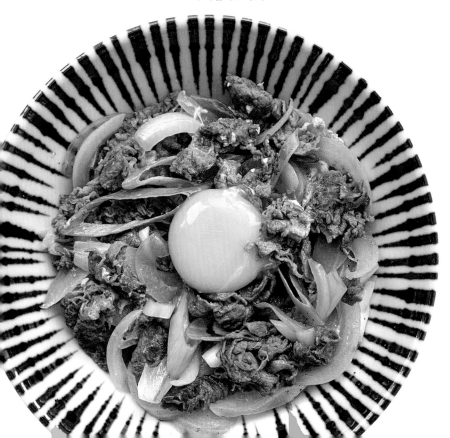

준비재료

주재료 ——

잡곡밥 100g
소고기(불고기용 등심) 100g
달걀 1개
양파 1/2개
대파 1/2대

양념 ——

소금 한 꼬집
간장 1큰술
올리고당 0.3큰술
후춧가루
물 1컵

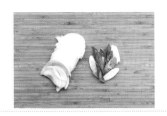

① 양파는 채 썰고, 대파는 어슷 썬다.

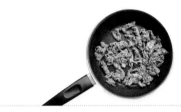

② 달군 팬에 고기, 소금, 후춧가루를 넣고 살짝 볶다가 물을 넣는다.

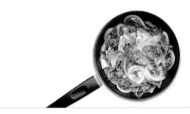

③ 팔팔 끓을 쯤 양파와 대파를 넣고 간장과 올리고당으로 간을 한 뒤 달걀을 깨서 넣어 반숙으로 익혀낸다.

• 집에 쯔유가 있다면, 간장 대신 쯔유를 사용하세요. 더욱 완벽하게 규동의 맛을 따라잡을 수 있답니다.

• 고기에 기름이 많이 붙어 있다면 미리 기름을 떼어낸 후 조리하세요.

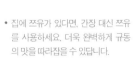
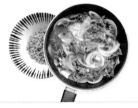

④ 밥 위에 얹어 완성.

지친 몸에
힘을 보충해줄

오리부추 덮밥

훈제오리와 궁합이 잘 맞는 식재료 중 넘버원은 단연 부추예요. 오리 전문점에도 오리와 부추는 항상 짝꿍처럼 찰싹 붙어 있지요!
찬 성질의 오리와 이를 따뜻하게 감싸주는 부추는 맛에 있어서도 환상적인 궁합을 자랑한답니다. 여기에 굴소스로 맛을 내어 중식 느낌으로 감칠맛을 살려 덮밥을 만들어보았어요. 더위에 지쳐 힘든 여름 날, 특히 보양이 필요할 때 추천하고 싶은 다이어트 식단입니다.

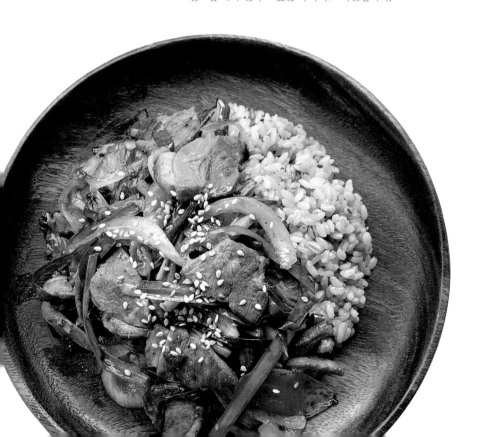

준비재료

주재료 ──
잡곡밥 100g
훈제오리 100g
부추 50g
양파 1/4개

양념 ──
다진 마늘 0.3큰술
굴소스 0.5큰술
참기름 0.3큰술

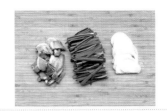

① 오리는 한입 크기로 자르고, 양파는 채 썰고, 부추는 양파 길이로 자른다.

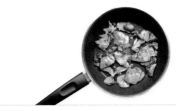

② 달군 팬에 오리 먼저 구워 기름을 내고 다진 마늘을 넣어 향을 낸다.

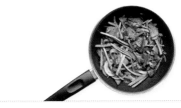

③ 양파를 넣어 볶아 투명해지면 부추와 굴소스를 넣고 빠르게 볶아 참기름으로 마무리한다.

• 부추의 숨이 너무 죽지 않도록 20초 정도만 열기를 더해주고 마무리하는 것이 포인트예요! 부추가 너무 많이 익으면 질겨지고, 도시락으로 쌀 경우에는 남은 열기로 숨이 더 죽어버린답니다.

• 오리의 껍질과 기름 부분이 너무 많으면 적당히 제거하고 조리하세요. 오리의 기름이 아무리 좋다고 해도 과한 기름 섭취는 좋지 않고, 너무 기름지면 음식이 자칫 느끼해질 수 있으니까요.

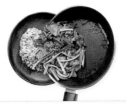

④ 그릇에 밥을 담고 오리부추볶음을 얹어 완성.

맛있어서 고맙습니다
깜언!

실곤약 분짜

분짜는 쌀국수를 신선한 채소와 바삭하게 구운 고기와
함께 느억맘소스에 적서 먹는 베트남 음식이에요.
이 분짜를 다이어트 식단으로 즐겨보세요. 느억맘소스
의 단맛을 스테비아로 바꾸고 쌀국수를 더 가볍게 실곤
약으로 대체하니 오돌오돌 씹는 맛이 매력적인 '실곤약
분짜'가 탄생했어요!
채소와 단백질을 듬뿍 집어 맛있는 소스에 푹 담가 행복
하게 즐길 수 있는 이국적인 다이어트 식단이랍니다!

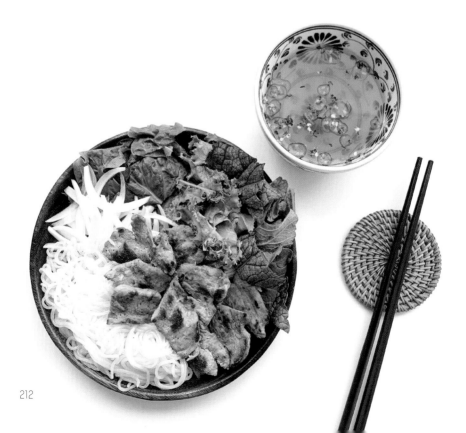

준비재료

주재료 ——
실곤약 60g
돼지고기(구이용 안심) 100g
모둠쌈 50g
양파 1/2개
청양고추 1개

고기 양념 ——
간장 1큰술
다진 마늘 0.3큰술
올리고당 0.3큰술
후춧가루
올리브유 0.5큰술

느억맘소스 재료 ——
물 180ml
피시소스 4큰술
레몬주스 6큰술
스테비아 1큰술
청양고추 0.5개
크러쉬드레드페퍼

- 쌀국수가 있다면 실곤약 대신 쌀국
  수를 곁들여 탄수화물을 더해주세
  요. 쌀국수로 대체할 경우 건면 기준
  50g(한 줌)을 끓는 물에 약 4분간 삶
  아 곁들이면 완벽한 다이어터 한 끼.

- 피시소스가 없다면 액젓으로 대체할
  수 있어요. 다만 양은 피시소스의 절
  반만 넣으면 돼요. 새콤한 맛을 더 원
  하면 레몬주스를, 단맛을 더 원하면
  스테비아를 조절하여 입맛에 맞게 느
  억맘소스를 즐길 수 있어요.

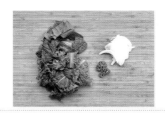

① 양파는 채 썰고 청양고추는 동그란 모양을 살려 썬다. 모둠쌈은
먹기 좋은 크기로 썬다.

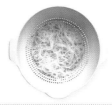

② 실곤약은 찬물에 깨끗이 헹군 뒤 물기를 뺀다

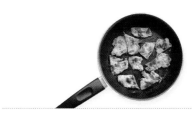

③ 고기는 간장, 다진 마늘, 올리고당, 후춧가루를 넣고 밑간을 하
여 달군 팬에 기름을 두르고 바싹 굽는다.

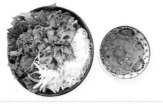

④ 스테비아를 뜨거운 물 1큰술에 녹인 뒤 물, 피시소스, 레몬주스,
청양고추, 크러쉬드레드페퍼를 넣고 소스를 만들어 모든 재료를 가
지런히 담아 곁들인다.

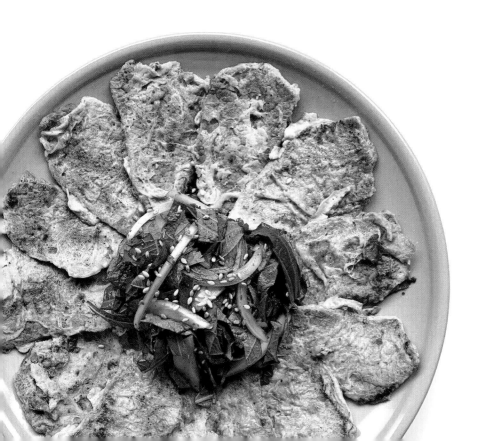

담백한 고기와
개운한 채소의 만남

우둔살 육전 & 깻잎 무침

소고기와 깻잎은 궁합이 좋은 식재료 중 하나예요. 그래
서 보통은 육전에 부추 무침이나 파채를 곁들이는데, 저
는 다이어터에게 좋은 깻잎을 곁들여보았어요.
고기전이라고 해서 느끼할 거라거나 살찔 거라고 생각
한다면 오산! 기름은 최소한으로 사용하고, 밀가루 없이
달걀만으로 깔끔하고 담백하게 전을 부쳤고, 개운한 깻
잎 무침을 곁들여 맛과 영양의 조화를 극대화했어요.

준비재료

주재료 ──

소고기(우둔살 슬라이스) 200g
깻잎 10장
양파 1/5개
달걀 1개

양념 ──

소금 두 꼬집
후춧가루
올리브유 1큰술
간장 0.5큰술
고춧가루 0.5큰술
깨소금 0.3큰술
식초 0.3큰술
참기름 조금

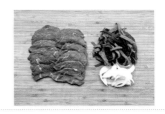

① 고기는 소금과 후춧가루로 밑간을 하고, 깻잎과 양파는 채 썬다.

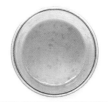

② 달걀을 풀어 달걀물을 만든다.

- 밀가루 없이 달걀로만 부치기 때문에 처음 밑면을 충분히 익혀야 달걀옷이 벗겨지지 않고 잘 붙어 있어요. 육전이 헐벗지 않도록 처음 팬 바닥에 맞닿는 쪽을 달걀과 고기가 하나가 될 때까지 잘 익힌 뒤 뒤집는 것이 포인트예요!

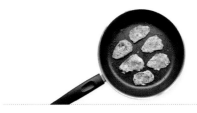

③ 고기에 달걀물을 묻혀 달군 팬에 중약불로 노릇하게 부친다.

- 요즘은 우둔살 슬라이스도 한 끼 분량으로 소량 포장된 게 팔아요. 그런 제품을 이용하면 편리하고, 아니면 마트나 정육점에서 우둔살로 육전을 할 거니 슬라이스해달라고 이야기하고 구입하면 조리하는 데 훨씬 편리할 거예요.

- 깻잎 무침도 번거롭다면, 김치를 씻어 참기름 한두 방울, 참깨 0.3큰술로 양념하여 육전과 곁들여보세요. 개운하고 맛있게 즐길 수 있어요.

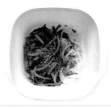

④ 깻잎과 양파는 간장, 고춧가루, 깨소금, 식초, 참기름을 넣어 무친 뒤 육전과 곁들여 완성.

기분 전환을 위한
깔끔한 빨간 맛

매운 돈안심 볶음 & 또띠아쌈

다이어트 기간 동안 자극적인 음식을 멀리하다 보면 유난히 매운 음식이 당기는 날이 있어요. 그럴 때 만족스럽게 빨간 맛을 느낄 수 있는 소중한 식단을 소개합니다. 다이어트의 친구 닭가슴살은 잠시 안녕! 담백한 돼지고기 안심을 이용하여 매콤한 고추잡채 느낌으로 볶아 담백한 또띠아에 싸 먹어보세요. 이곳이 천국이구나 싶을 거예요. 비타민C 가득한 피망과 파프리카 덕분에 피로 회복과 피부 미용에도 좋은 건강 식단이에요.

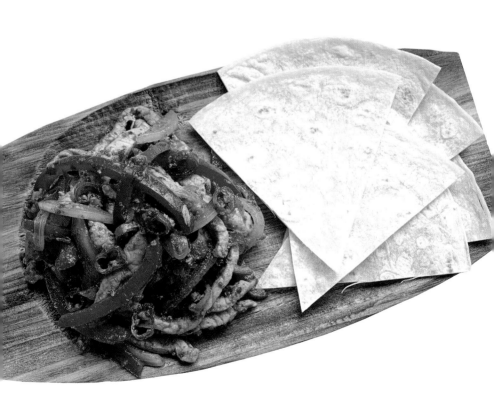

준비재료

주재료 ──
또띠아(8인치) 2장
돼지고기(잡채용 안심) 100g
양파 1/4개
파프리카 1/4개
피망 1/4개
청양고추 1개

양념 ──
다진 마늘 0.3큰술
간장 1큰술
후춧가루
고춧가루 1.5큰술
올리고당 0.3큰술
올리브유 0.5큰술

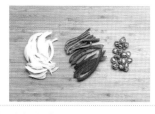

① 양파, 파프리카, 피망은 채 썰고, 청양고추는 동그란 모양을 살려 썬다.

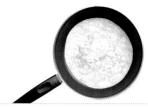

② 달군 팬에 기름 없이 또띠아를 노릇하게 앞뒤로 구워 4~6등분한다.

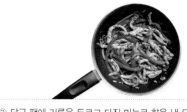

③ 달군 팬에 기름을 두르고 다진 마늘로 향을 낸 뒤 고기, 채소 순으로 넣어서 볶다가 간장, 후춧가루, 고춧가루, 올리고당을 넣어 볶는다.

- 고기 구입 팁! 요즘 마트에 가보면 잡채용 돼지고기는 대부분 기름기가 적은 안심 부위를 미리 채로 썰어 소량 포장하여 판매하고 있어요. 간편하게 이용하기 좋으니 식단 여기저기에 활용해보세요.

- 또띠아쌈도 좋지만, 밥에 얹어 덮밥으로 즐기는 것도 별미예요!

- 매운맛을 더 느끼고 싶다면, 청양고추나 고춧가루, 후춧가루의 양을 늘려서 조리하세요. 단, 긴 다이어트 중 갑작스러운 매운 음식은 속이 놀랄 수 있으니 조심하세요.

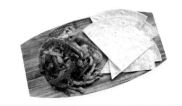

④ 고기볶음과 구운 또띠아를 곁들여 완성.

산뜻하고 청량한
한입 샐러드

청포도 큐브스테이크 샐러드

7~8월은 여름 휴가를 코앞에 두고 막바지 다이어트로 정신없는 시기죠. 그때 제철인 과일이 청포도인데, 입 속도 몸도 산뜻하게 리프레시해준답니다.
청포도에는 칼륨이 풍부해 부기 제거에도 탁월하며, 폴리페놀이 함유되어 있어 혈관 건강 및 피부 미용에도 너무 좋아요! 또한 반복되는 운동으로 쌓인 피로를 각종 비타민과 구연산이 완화시켜준다고 하니, 다이어터들에게 최고의 식재료이지요!

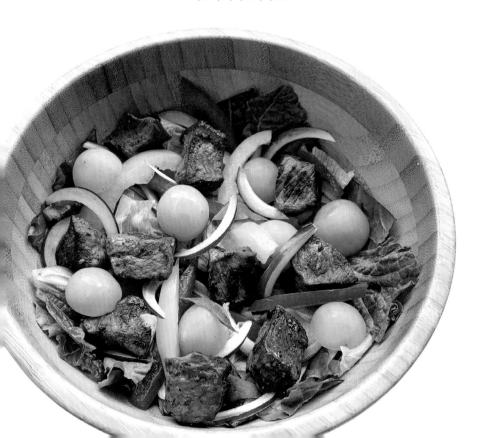

준비재료

주재료 ——

소고기(등심) 200g
양상추 25g
모둠쌈 20g
적양파 1/6개
파프리카 1/4개
청포도 8알

양념 ——

허브솔트 0.5큰술
올리브유 0.5큰술

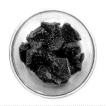

① 고기는 큐브 모양으로 잘라 허브솔트와 올리브유로 밑간을 해 둔다.

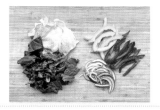

② 양상추, 모둠쌈은 한입 크기로 자르고 양파, 파프리카는 채 썬다.

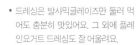

• 드레싱은 발사믹글레이즈만 둘러 먹어도 충분히 맛있어요. 그 외에 플레인요거트 드레싱도 잘 어울려요.

• 스테이크 굽기 정도는 본인 취향에 맞게 조절하면 되는데, 속까지 충분히 익히려면 중약불로 뒤집어가며 굽고 레어나 미디엄레어는 센불에서 겉의 육즙을 쫙 잡아 겉을 노릇하게 돌려가며 익히면 좋아요!

• 도시락으로 담을 때에는 스테이크를 먼저 익혀 살짝 식은 뒤에 샐러드 위에 올려야 해요. 안 그러면 스테이크의 열기로 샐러드가 익어버려 도시락을 먹으려고 열었을 때 채소의 숨이 다 죽어 있을 수 있어요.

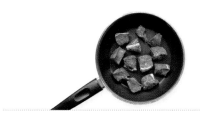

③ 팬을 달구어 중약불에서 스테이크를 뒤집어가며 굽는다.

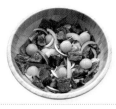

④ 모든 채소를 담아서 섞고, 스테이크와 청포도를 올려 완성.

불향 가득
아삭아삭 쌈요리
———

소고기 양상추쌈

양상추로 만들 수 있는 게 샐러드뿐일까요? 색다른 양상
추 레시피를 소개합니다.

중국 음식 중 '초우육송(炒牛肉鬆)'이라는 소고기와 각종
채소를 빠르게 볶아 양상추에 얹어 먹는 소고기 양상추
쌈이 있어요. 조리법을 조금만 간단히 하면, 다이어터들
도 맛나게 즐길 수 있는 특식이 되지요. 다이어트를 하지
않는 사람들과 함께 먹어도 좋은 색다른 메뉴에요.

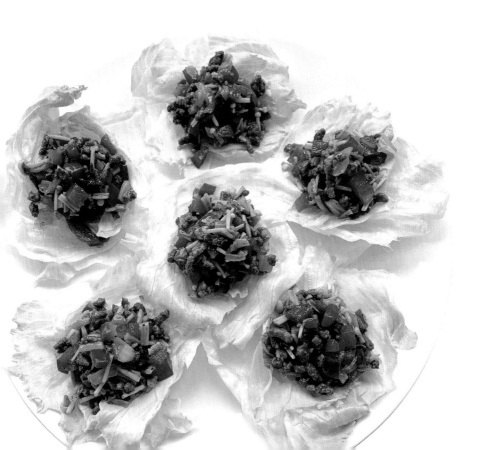

준비재료

주재료 ——
다진 소고기 100g
양상추 100g
대파 1/4대
양파 1/4개
파프리카 1/4개
팽이버섯 1/2봉

양념 ——
다진 마늘 0.3큰술
간장 1큰술
소주 1큰술
굴소스 1큰술
올리고당 0.3큰술
후춧가루
참기름 약간

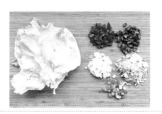

① 양상추는 한입 크기로 한 장씩 떼고, 대파, 양파, 파프리카, 팽이
버섯은 잘게 썬다.

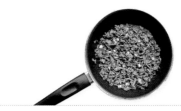

② 달군 팬에 기름을 두르고 다진 파와 다진 마늘을 넣어 향을 낸
뒤 고기와 간장, 소주를 넣어 볶는다.

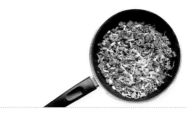

③ 잘게 썬 나머지 채소를 모두 넣고 굴소스, 올리고당, 후춧가루,
참기름을 넣어 소고기채소볶음을 마무리한다.

- 간장과 청주(소주나 맛술로 대체)를
  기름에 볶는 것은 요리에 향을 더하
  는 중국의 조리법으로 '표향'이라고
  해요. 이 과정이 번거롭다면, ② ③의
  조리 과정을 하나로 합쳐 모든 재료
  를 다 넣고 볶아도 됩니다!

- 도시락으로 쌀 때에는 고기볶음을 충
  분히 식힌 뒤 양상추에 싸거나 고기
  볶음과 양상추 칸을 나누어 싸면 양
  상추의 숨이 죽는 걸 막을 수 있어요.

- 탄수화물을 곁들인 든든한 식단으로
  구성하고 싶다면, 밥 80~100g을 함
  께 드세요.

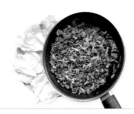

④ 양상추와 소고기채소볶음을 곁들여 완성.

다이어트 식단이 아닌 것 같은 착각에 빠지게 하는 세상 클린한 특별식이에요.

다이어트 중에는 절대 못 먹을 것 같은 메뉴들도

재료만 살짝 바꾸거나, 조리법을 달리 하면 충분히 먹을 수 있겠더라고요.

냉장고 털이를 해야 하는 조금은 우울한 상황에도 화려한 특별식으로 먹을 수 있어서,

기분 전환을 가능하게 했던 오아시스 같은 메뉴들이랍니다.

치팅 유혹 이겨내는

다이어트 특별식

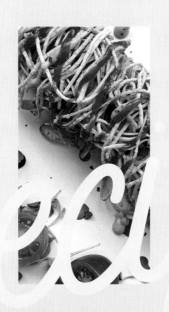

70

소요시간
15분

그리움 가득 담은 따끈하고 든든한

다이어트 달걀빵

겨울철 대표 길거리 간식, 따끈따끈 달걀빵도 다이어트식으로 즐겨보세요. 간식을 너무나 사랑하는 저는 길거리 간식도 지나치지 않고 늘 사 먹었어요! 하지만 다이어트를 하면서는 먹을 수 없으니, 어떻게 하면 먹을 수 있을까 고민하며 만들게 된 다이어터 버전 달걀빵!
단백질 뿜뿜 달걀과 닭가슴살햄으로 영양은 가득! 호밀식빵으로 탄수화물도 빠지지 않고 든든하게!
겨울철 소울푸드 달걀빵이 그리운 날엔 간단하게 에어프라이어로 후다닥 만들어보세요.

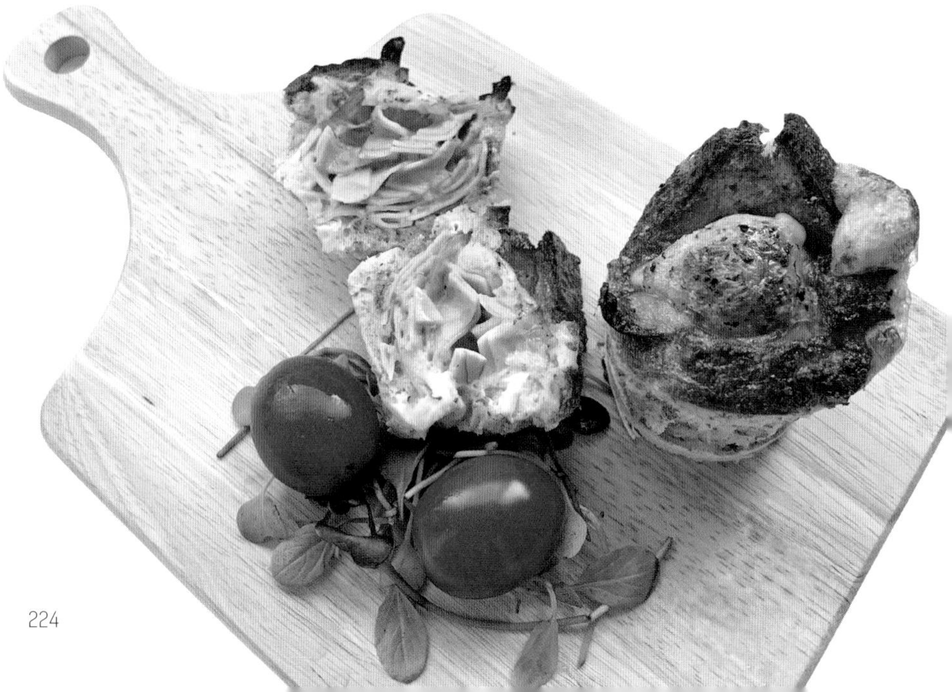

준비재료

주재료 ——

호밀식빵 1장
달걀 2개
닭가슴살 슬라이스햄 20g

양념 ——

소금 한 꼬집
후춧가루
올리브유
파슬리가루

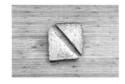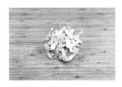

① 빵은 대각선으로 반 자르고, 햄은 채 썬다.

② 종이컵 안에 기름을 발라 코팅한 후 빵을 넣어 빵틀을 만든다.

- 스리라차, 머스터드, 무설탕 케첩 등 다양한 소스를 곁들여 먹으면 더 맛있어요!

- 채소가 부족하다고 느껴진다면 샐러드를 곁들여 먹거나, 달걀빵 속에 채소를 잘게 다져 넣어도 좋아요.

- 달걀이 다 익은 게 아쉬운 반숙파는 에어프라이어에 180도로 10분 조리하면 영롱한 노른자를 만날 수 있어요.

- 종이컵의 사용이 조금 꺼려진다면, 친환경 종이컵을 사용하거나 오븐 사용 가능한 베이킹용 그릇으로 대체하세요.

③ 빵 위에 햄을 꾹꾹 눌러 담고, 달걀을 깨서 넣은 뒤 종이컵 하나당 반 꼬집의 소금과 후춧가루로 간하고 파슬리가루를 뿌린다.

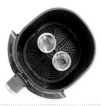

④ 에어프라이어에 180도로 13분 조리하여 완성.

'겉바속촉'으로
행복한 한입

두부 멘보샤

여유로운 주말 특식으로 추천하고 싶은 건강하고 담백
한 특식 메뉴예요.
멘보샤는 식빵 사이에 새우 반죽을 넣어 기름에 튀겨낸
중국요리예요. 멘보는 빵, 샤는 새우를 뜻하지요.
멘보샤를 정말 좋아하는데 다이어트 중 건강하게 먹을
수 없을까 고민하며 레시피를 생각해냈어요. 식빵을 두
부로 대체하여 담백한 맛이 매력이에요. 두부의 겉면을
노릇하게 익혀서 겉은 바삭, 속은 촉촉한 '겉바속촉' 멘보
샤. 밥 반찬으로도 딱 좋은 메뉴랍니다.

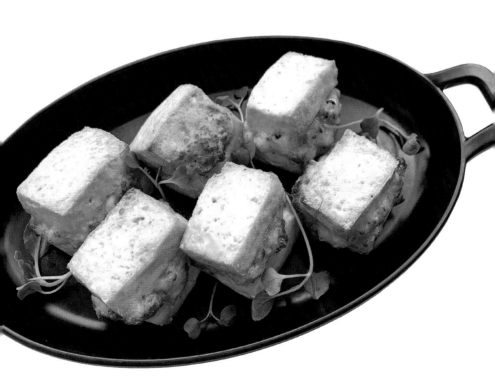

준비재료

주재료 ——

두부 1모
새우살 100g
달걀 흰자 2큰술
쌀가루 3큰술

양념 ——

소금
후춧가루
스리라차
올리브유

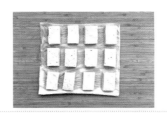

① 두부는 가로로 포를 뜨듯 가른 뒤 6등분하여 총 12조각으로 잘라요. 키친타월에 올리고 소금을 뿌려 간을 하며 수분을 뺍니다.

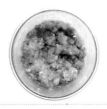

② 새우를 조금 거칠게 다진 후 달걀 흰자, 쌀가루 1큰술, 소금, 후춧가루를 넣어 찰지게 반죽해 소를 만든다.

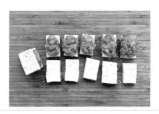

- 흰자 2큰술은 달걀 한 알에서 나오는 흰자의 1/3 양 정도예요.

- 에어프라이어가 없다면, 달군 팬에 기름을 두르고 새우소를 샌드한 두부를 올린 뒤 뚜껑을 덮어 밑면을 노릇하게 구우며 새우소를 익힌 뒤 다시 반대로 돌려 반대쪽 두부도 바삭하게 구워 완성해요. 뚜껑을 덮어 찌듯이 새우소를 익히고 뒤집어야 새우소 반죽이 흘러내리지 않고 모양이 잘 잡혀요.

- 소스가 필요하다면 스리라차를 함께 곁들여보세요.

③ 키친타월로 두부의 물기를 마저 제거한 뒤 새우소가 닿는 부분에 쌀가루를 묻히고, 새우소를 얹고 다시 두부를 올린다.

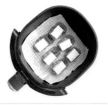

④ 에어프라이어에 담고 윗면에 기름을 바른 뒤 180도로 15분 조리하여 완성.

오늘밤에 만들고
내일 아침에 먹어요

인절미 오나오

아침밥 챙기기 어려운 바쁜 직장인이나, 육아맘들이 미리미리 준비할 수 있는 간편한 아침 끼니! 전날 밤에 미리 만드는 것으로 '오버나이트 오트밀'을 줄여 '오나오'라고 불러요.
전날 밤에 불 없이 후다닥 미리 만들어두고, 다음 날 아침 후다닥 들고 나갈 수 있는 식사 대용 잇메뉴!
식이섬유가 풍부한 오트밀과 귀리가루를 이용한 인절미 식감의 인절미 오나오는, 기나긴 다이어트로 쾌변이 어려운 분들께도 강력 추천합니다.

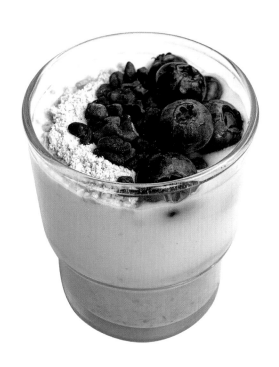

준비재료

주재료 ——
퀵오트밀 3큰술
무첨가 두유 50ml
플레인요거트 100g
귀리가루 2큰술
카카오닙스 5g
블루베리 30g

① 컵에 퀵오트밀과 두유를 넣고 잘 섞는다.

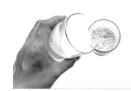

② ① 위에 요거트를 담고, 그 위에 귀리가루를 얹는다.

③ 랩을 씌워 냉장고에 넣어 불린다.(먹기 전날 여기까지 해놓기!)

• 블루베리 대신 딸기, 키위, 망고 등 계절에 맞는 과일을 함께 곁들여 먹어도 좋아요. 도시락으로 들고 나갈 예정이라면 물기가 덜 생기는 청포도, 무화과, 건자두(프룬)를 추천합니다.

• 귀리가루 대신 콩가루나, 미숫가루, 선식을 이용해도 좋고, 시나몬 향을 살짝 곁들이면 더욱 풍부한 맛으로 즐길 수 있어요. 기호에 맞게 어떻게 변형해도 즐거운 오나오!

④ 먹기 전 냉장고에서 꺼내어 블루베리, 카카오닙스를 얹어 완성.

73

소요시간
20분

밥도 채소도 다 품은
도톰하고 넉넉한

밥그랑땡

다이어트 식단을 장기적으로 지속하다보면 정체기가 찾
아오고, 탄수화물을 더 줄여야 하는 경우도 생겨요.
저는 대회 준비를 하며 막바지에 탄수화물 양을 50g까지
줄였던 적이 있어요. 그때 밥 50g을 저울에 올려두고는
한숨만 쉬었어요. 도저히 그 양을 먹고는 버틸 수 없겠다
싶었거든요. 어떻게든 양을 늘려보자는 의지로 만들었
던 '밥그랑땡'. 만들고 보니 양도 푸짐해져서 좋고, 냉장
고에 자투리로 남아 있던 식재료를 쓰기에도 안성맞춤
이었지요. 게다가 채소 섭취도 적절히 할 수 있어 1석 3
조의 메뉴로 등극했답니다!

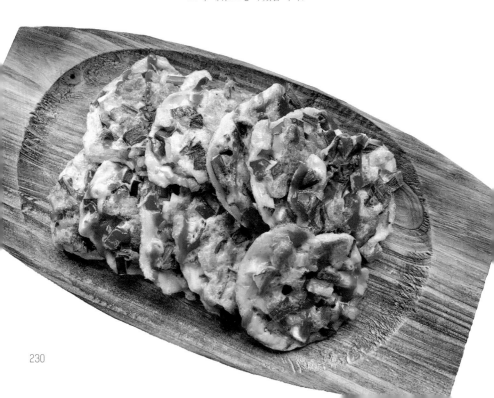

준비재료

주재료 ——
잡곡밥(또는 현미밥) 50g
달걀 3개
애호박 1/4개
새송이버섯 1/3개
부추 10g
피망 1/5개

양념 ——
소금 한 꼬집
후춧가루
케첩(또는 스리라차) 1큰술
올리브유 1큰술

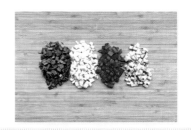

① 애호박, 버섯, 부추, 피망을 다진다.

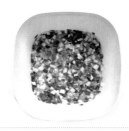

② 달걀을 풀고 밥과 다진 채소를 넣고 소금과 후춧가루를 뿌려 섞는다.

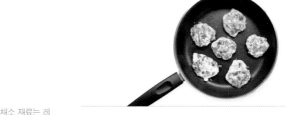

③ 달군 팬에 기름을 두르고 반죽을 한 숟가락씩 떠서 앞뒤로 부친다. 취향에 맞춰 케첩이나 스리라차를 곁들인다.

• 밥과 달걀을 제외한 채소 재료는 레시피에 구애받지 말고 냉장고에 있는 재료로 응용해서 구성해도 좋아요!

• 밥그랑땡을 부칠 때 달군 팬에 기름을 두르고 키친타월로 닦아낸 뒤 부치면 기름 사용을 최소화할 수 있어요.

• 무설탕 케첩 또는 스리라차에 찍어 먹으면 더욱 개운하고 깔끔한 맛을 느낄 수 있어요.

으쓱으쓱 신나는 파이
소리 질러~ 애시파

애플시나몬파이

화나는 날, 우울한 날, 기분이 처지는 날 다 함께 애시파
를 외쳐봐요! '애시파!'
애시파라는 이름은 인스타그램 친구분들이 함께 만들어
준 거예요. 어느 날 애플파이가 먹고 싶은 마음에 만들
게 된 애플시나몬파이! 아삭한 사과와 달달 향긋한 고구
마필링에 바삭한 또띠아가 매력적인 식단이에요. 애시
파를 먹고 어느 누가 신이 나지 않을 수 있을까요.

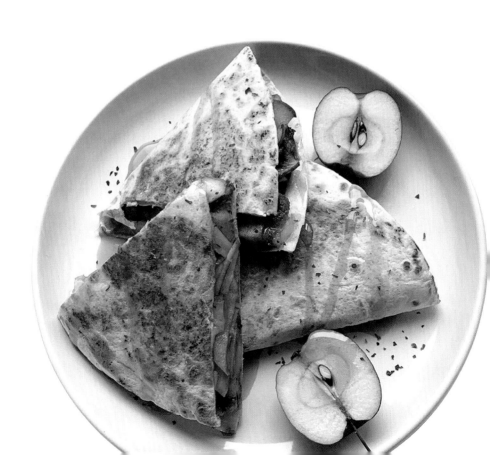

준비재료

주재료 ——
또띠아(8인치) 1장
찐 고구마 80g
사과 1/2개
피자치즈 1큰술
아몬드 슬라이스 1큰술

양념 ——
시나몬파우더 0.5큰술
대추야자시럽 2큰술
(또는 올리고당 1큰술)

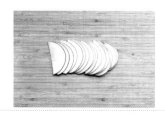

① 사과는 깨끗이 씻어 씨를 제거 한 뒤 얇게 슬라이스한다.

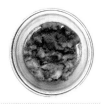

② 찐 고구마에 시나몬파우더, 대추야자시럽 1큰술(또는 올리고당 0.5큰술)을 넣고 으깬다.

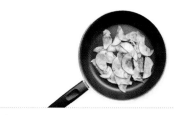

③ 기름 없는 팬에 사과를 넣고 중불에서 살짝 숨이 죽을 만큼 익힌다.

- 에어프라이어 이용시 180도에서 앞뒤로 각 3분씩 구워도 좋아요!

- 피자치즈가 파이를 붙이는 역할을 해줘요. 피자치즈가 없다면 일반 슬라이스 치즈 1장을 잘라 군데군데 놓아도 돼요!

- 바삭바삭 따뜻할 때 먹어야 더 맛있지만, 식어도 맛나요!

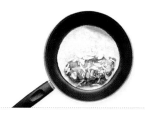

④ 팬에 또띠아를 깔고 한쪽에 으깬 고구마, 사과, 아몬드, 피자치즈를 올린 뒤 반을 접어 약불에 노릇하게 앞뒤로 굽는다. 3등분하여 그릇에 올린 후 나머지 시럽을 뿌린다.

치즈누룽지 고구마도우
이런 피자는 처음이야

떠 먹는 고구마피자

다이어트를 시작하면 먹고 싶은 메뉴 TOP10 안에 들어
갈 정도로 사랑하는 '피자'!
조금 더 가볍고 건강하게 다이어트 식단으로 먹을 수는
없을까? 넘쳐나는 자투리 식재료로 간편하게 후다닥 만
들 수는 없을까? 이런 질문 끝에 탄생한 '떠 먹는 고구마
피자'예요.
고구마와 체더치즈를 으깨어 만든 기름기 없이 노릇한
치즈누룽지 고구마도우가 매력적이랍니다.

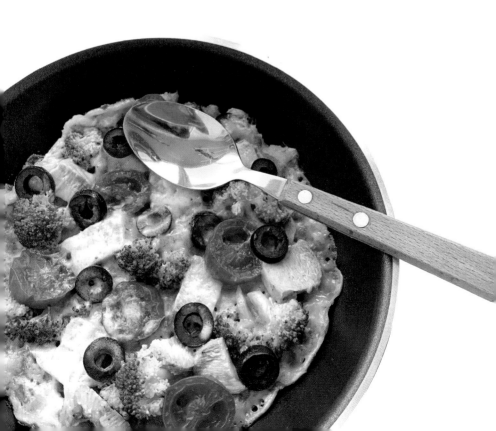

준비재료

주재료 ——
찐 고구마 100g
닭가슴살(완제품) 50g
방울토마토 3개
브로콜리 30g
올리브 3개
체더치즈 1장
피자치즈 2큰술

양념 ——
토마토소스 1큰술
후춧가루
파슬리가루

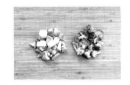 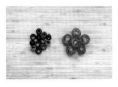

① 닭가슴살, 브로콜리는 작게 깍둑썰기 하고, 올리브와 방울토마토는 얇게 썬다.

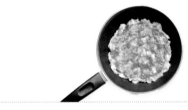

② 찐 고구마는 체더치즈와 함께 으깨어 팬에 깔아 피자도우로 사용한다.

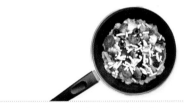

③ 고구마도우 위에 토마토소스를 얇게 바르고, 준비한 토핑과 피자치즈를 뿌린다.

- 채소는 냉장고 털이용으로 어떤 재료를 사용해도 맛있어요!

- 오븐이나 에어프라이어를 사용하면 더욱 노릇하고 맛 좋은 피자를 만들 수 있어요. 180도로 10분 정도 치즈가 녹을 만큼만 조리하면 돼요.

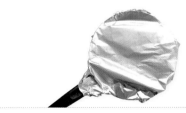

④ 팬을 뚜껑이나 포일로 덮어 중약불에서 치즈가 은근히 녹을 때까지 구워서 완성.

기분 좋게
가볍게 먹고 싶은 날엔
———

토달구이

토마토와 달걀의 궁합은 말하면 입 아프죠?
늘 먹던 토달볶음(토마토달걀볶음)에 질렸다면 아주 살
짝 바꾸어 색다르게 구이로 즐겨보세요. 앙증맞은 비주
얼에 기분도 좋아져요!
토마토에 부족한 단백질은 달걀이 채워주고, 달걀에 부
족한 비타민C와 식이섬유는 토마토가 채워주어 영양 궁
합도 찰떡이랍니다!

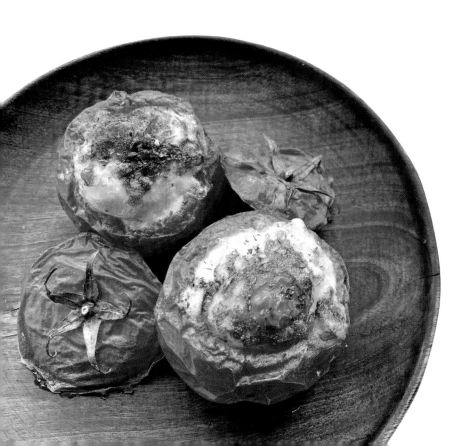

준비재료

주재료 ──
토마토 2개
달걀 2개

양념 ──
소금
후춧가루
파슬리가루
올리브유 0.5큰술

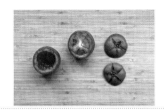

① 토마토는 깨끗이 씻어 꼭지 부분을 자르고 밑이 뚫리지 않게 조심해서 속을 파낸다.

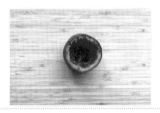

② 키친타월로 토마토 속 물기를 제거한 후 토마토 안에 파슬리가루를 뿌린다.

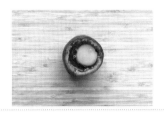

③ 달걀을 깨 넣고 소금, 후춧가루로 간한다.

- 슬라이스 치즈 반 장을 얹어 구워도 꿀맛이에요!

- 전날 폭식을 했거나 너무 많은 탄수화물 섭취를 했다면 탄수화물 없이 토달구이로 식단을 대체해도 좋아요!

- 파낸 토마토 속은 살사소스로 만들어도 되고, 다른 야채와 함께 갈아서 주스로 먹어도 좋아요.

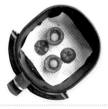

④ 토마토 겉에 기름을 바르고, 에어프라이어에 180도로 15분 조리하여 완성.

소요시간
10분

더운 여름엔
아이스크림처럼

—

아밤요

무더운 여름의 다이어트는 더욱 뜨겁죠?
가스불 앞에서 조리하지 않아도 되는 아이스 밤호박 요
거트 '아밤요'.
한 번에 여러 개를 미리 만들어 얼려두고 하나씩 꺼내어
먹을 수 있어요!
출근하며 하나씩 꺼내 들고 가서 간편하게 먹기 좋아 직
장인 다이어터들에게도 정말 좋은 다이어트 메뉴예요.
시원한 아이스크림 느낌으로 식단을 챙겨보세요.

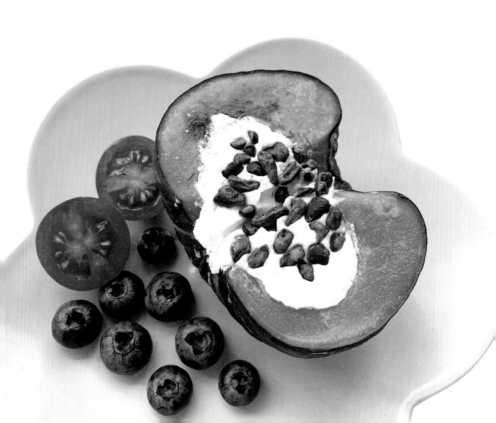

준비재료

주재료 ——
밤호박 1/2개(130g)
그릭요거트 80g
블루베리 20g
카카오닙스 5g

양념 ——
시나몬파우더 0.3큰술

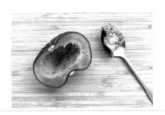

① 밤호박은 전자레인지용 찜기를 이용해 전자레인지에 6분 돌려 완전히 익힌 후 반을 잘라 씨를 파낸다.

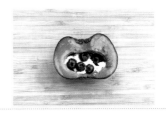

② 밤호박 안에 시나몬파우더를 고루 뿌리고, 요거트와 블루베리를 넣는다.

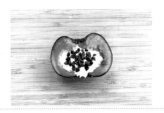

③ 다시 요거트로 속을 더 채우고, 카카오닙스를 뿌려 완성.

- 30분 정도 얼리면 바로 먹을 수 있고, 반나절 이상 얼리면 해동 후 먹을 수 있답니다. 해동해서 먹어도 좋고, 언 상태로 차갑게 먹어도 맛있어요.

- 그릭요거트가 아니라도 일반 플레인 요거트로도 만들 수 있고, 다양한 토핑으로 여러 가지 레시피로 무한 변신이 가능해요! 토핑으로는 말린 과일, 청포도, 무화과, 딱딱한 복숭아 등 물기가 적은 과일을 추천합니다.

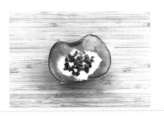

④ 랩으로 감싼 뒤 냉동실에 얼린다.

78

소요시간
20분

사랑스런
달달함의 극치

밤호박 에그슬럿

다이어트를 할 때 지친 마음에 위로를 주던 메뉴 중 하나
인 밤호박 에그슬럿!

미니밤호박은 여름에 먹으면 달달하고 파근파근한 맛을
제대로 느낄 수 있어요. 갓 수확한 밤호박은 단맛이 덜
올라와 있을 수 있어요. 그럴 때는 구입 후 서늘한 곳에
약 30일간 후숙성 과정을 거치면 더욱 달달한 밤호박이
된답니다.

탄수화물과 단백질의 조화뿐 아니라 맛도 좋은 남녀노
소 모두 사랑할 수밖에 없는 메뉴예요!

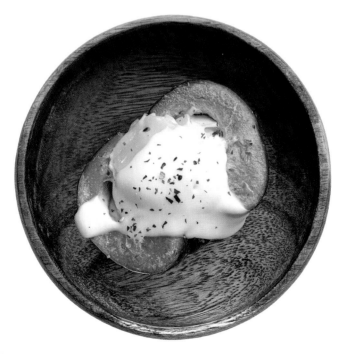

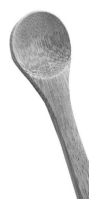

준비재료

주재료 ——
밤호박 1/2개(130g)
슬라이스 치즈 1/2장
달걀 1개

양념 ——
소금 한 꼬집
파슬리 한 꼬집
크러쉬드레드페퍼 한 꼬집

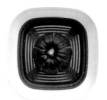

① 밤호박은 깨끗이 씻은 후 전자레인지에 6분 돌려 푹 익힌다.

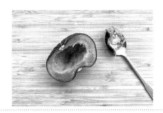

② 익은 밤호박은 반을 잘라 씨를 파낸다.

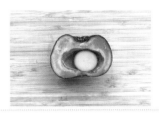

③ 호박 안에 달걀을 깨 넣고 노른자를 터뜨린 뒤 소금을 넣고 전자레인지에 2분 돌린다.

- 샐러드와 곁들여 도시락으로 구성해도 좋고, 호박만 미리 쪄두었다가 아침에 후다닥 만들어 출근하며 들고 나가도 좋아요. 간단함이 최고의 매력이랍니다.

- 고구마, 감자 등으로도 에그슬럿을 즐길 수 있고, 단백질을 보충하고 싶다면, 호박 속을 조금 더 파낸 뒤 공간을 만들어 닭가슴살(완제품)이나 닭가슴살햄 등을 토핑으로 넣어 더욱 완성도 높은 구성의 에그슬럿으로 즐길 수 있습니다.

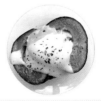

④ 전자레인지에서 꺼낸 호박에 치즈 반 장을 얹고 잔열로 치즈를 녹인 뒤 파슬리, 크러쉬드레드페퍼를 뿌려 완성.

프랑스식 옷을 입은
자투리 채소들

자투리 키슈

다이어트를 시작하면 생각보다 냉장고 속 자투리 채소
가 많이 남게 되더라고요.
그래서인지 제 다이어트 식단에는 냉장고 털이 메뉴가
많아요. 그중 가장 좋아하는 메뉴인 자투리 키슈!
키슈는 프랑스의 대표적인 달걀 요리로 간단하게 탄수
화물, 단백질, 채소 세 가지를 풍부하게 먹을 수 있는 완
벽한 다이어트 한 끼 식단이에요. 들어가는 재료는 레시
피에 구애받지 말고 각자의 냉장고 속 자투리 재료들을
이용해보세요!

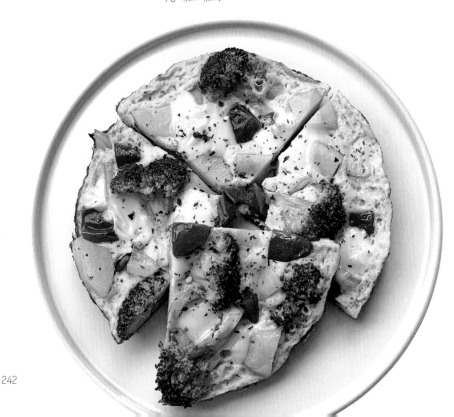

준비재료

주재료 ──

달걀 3개
감자 80g
브로콜리 40g
토마토 1/2개
양파 1/6개
치즈 1/2장

양념 ──

소금 한 꼬집
후춧가루 한 꼬집
저지방 우유 2큰술
올리브유 0.5큰술

① 감자는 껍질을 벗겨 깍둑썰기 한 뒤 내열 용기에 랩을 씌워 전자레인지에 2분 돌려 익힌다.

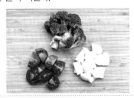

② 브로콜리, 토마토, 양파는 잘게 깍둑썰기 한다.

③ 달걀에 우유, 소금, 후춧가루로 간하고 잘 풀어둔다.

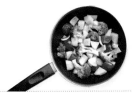

④ 달군 팬에 기름을 두르고 양파, 토마토, 감자, 브로콜리를 살짝 볶는다.

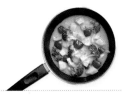

⑤ ④에 ③과 치즈를 얹고 뚜껑을 덮어 5분 정도 약불로 익혀 완성.

- 두툼한 키슈를 만들고 싶다면 작은 팬을 이용해 더 두툼하게 할 수 있어요. 단, 속까지 익히려면 뚜껑을 덮고 가장 약한 불로 은근히 익혀야 합니다!

- 팬에 맞는 뚜껑이 없다면 포일(은박지)로 덮어주세요.

- 거의 다 익을때쯤 슬라이스 치즈 1장을 얹어 곁들이면 더욱 맛있어요. 그게 부담된다면 치즈 1장이 더해지는 대신 달걀 1개를 빼면 죄책감을 조금 덜어내고 가볍고 든든하게 즐길 수 있어요.

감튀가 눈물나게
그리운 날에는

갈릭 포테이토 스틱

다이어트를 시작하면 가장 먼저 구입하는 게 고구마예요. 모든 식단에 탄수화물을 고구마로만 구성하는 경우가 많은데요, 가끔은 감자로 대체해서 다채롭게 식단을 구성해보세요!

에어프라이어를 이용하면 감자 구이를 간단하게 만들 수 있어요. 양념으로 다진 마늘이 들어가는데, 마늘에 열을 가하면 생성되는 '아조엔'이라는 성분은 체내 지방 분해, 노폐물 배출, 혈전 방지 등에 도움이 된답니다.

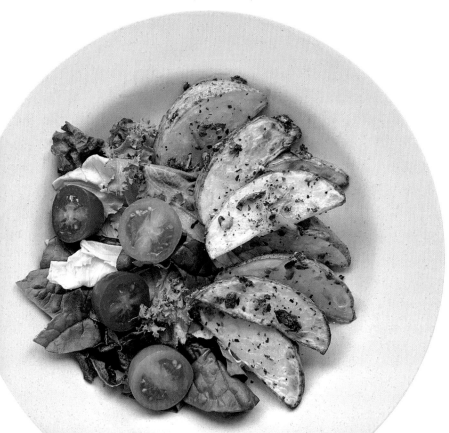

준비재료

주재료 ──
감자 130g

양념 ──
허브솔트 0.3큰술
올리브유 1큰술
다진 마늘 0.5큰술

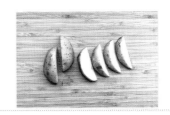

① 감자는 깨끗이 씻어 긴 스틱 형태로 자른다.

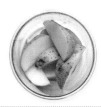

② 자른 감자는 한 번 더 물에 헹군 후 물기를 제거한다.

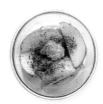

③ 올리브유, 다진 마늘, 허브솔트로 감자를 버무린다.

- 미리 구워서 소분하여 얼려 두었다가 해동하여 먹어도 되는 도시락밀프렙을 해도 좋은 메뉴예요.

- 레시피보다 양이 늘어날 경우 굽는 시간을 조금씩 늘려 구워주세요!

- 감자 튀김이 먹고 싶은 날에 대용으로 즐겨도 좋아요.

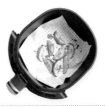

④ 양념한 감자를 에어프라이어에 180도로 12분 조리하여 완성.

탄단탄단
소떡소떡

———

다이어터 소떡소떡

하필이면 감량기에 예능 프로그램에서 소떡소떡 열풍이
시작되었고, 정말 참기 힘든 유혹이었어요. 먹을 수 있는
방법을 곰곰이 생각해보니, 현미가래떡을 탄수화물, 닭
가슴살 소시지를 단백질로 구성하여 양을 맞춰 먹으면
한 끼 식단으로 충분하겠더라고요. 이렇게 탄생한 다이
어터 버전 소떡소떡!
사실 레시피랄 것도 없이 만들기가 너무 쉽지만 다이어
트 중에 소떡소떡을 먹을 수 있다는 생각에 혼자 흥분하
며 먹었던 기억이 있는 소중한 레시피랍니다.

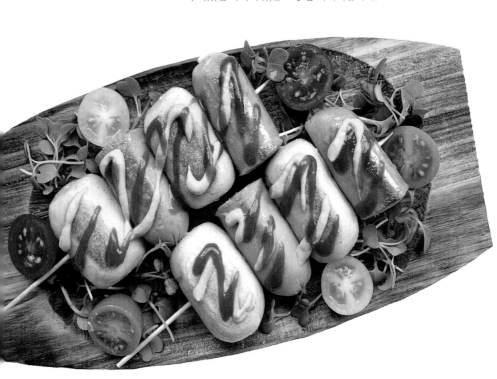

준비재료

주재료 ——
현미 가래떡 100g
닭가슴살 소시지 100g

양념 ——
올리브유 0.5큰술
케첩
머스터드

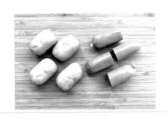

① 가래떡과 소시지는 같은 크기로 자른다.

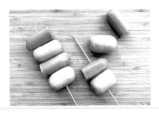

② 꼬치에 가래떡, 소시지를 번갈아 꽂는다.

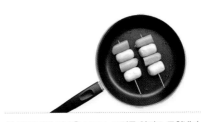

③ 달군 팬에 기름을 두르고, 꼬치를 앞뒤로 구워낸다.

- 매콤한 맛을 원하면 스리라차를 곁들이고, 더욱 속세의 맛을 느끼고 싶다면 케첩 1대 고추장 1대 올리고당 0.5 비율에 참깨를 섞은 소스를 만들어 곁들여보세요.

- 굳이 꼬치에 끼우지 않아도 볶듯이 구워 소스를 곁들여 먹으면 훌륭하고 맛있는 한 끼가 돼요.

- 채소가 부족할 것 같다면 샐러드나 그린스무디를 함께 구성하여 먹으면 좋아요.

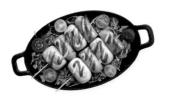

④ 소떡소떡을 그릇에 담고, 소스를 뿌려 완성!

82

소요시간
20분

맛도 핫!
단백질도 핫!

_____

바삭 면두부 단호박 핫도그

다이어트만 했다 하면 더 먹고 싶은 음식 중 하나가 핫도
그예요. 핫도그 먹을 날만 손꼽아 기다리며 다이어트를
할 정도지요.
핫도그를 향한 간절함으로 탄생한 다이어터 버전 핫도
그! 기름진 맛은 빼고, 바삭함과 고소함으로 무장한 고단
백 식단이랍니다.

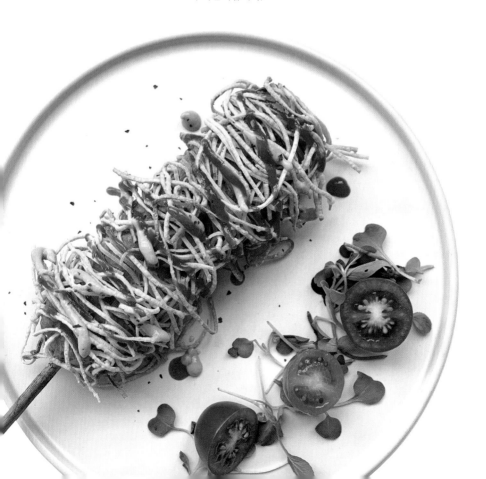

준비재료

주재료 ——

단호박 100g
닭가슴살 소시지 70g
면두부 30g
나무젓가락 1개

양념 ——

무설탕 케첩
머스터드

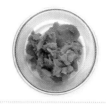

① 단호박은 쪄서 씨를 제거하고 속살을 으깬다.

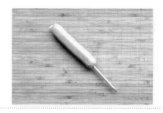

② 나무젓가락에 소시지를 끼운다.

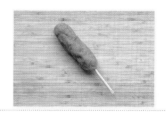

③ 소시지 겉에 으깬 단호박을 감싼다.

• 무설탕 케첩, 머스터드, 스리라차 등
  다양한 소스를 곁들여 먹으면 더욱
  맛있어요!

• 단호박 대신 감자 또는 고구마로 응
  용하여 즐겨도 굿.

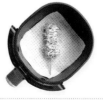

④ ③에 면두부를 돌돌 감싼 뒤 에어프라이어에 180도로 10분 조
리하여 완성.

모두 모아
돌돌 말아

한입 가지말이

탄수화물, 단백질, 식이섬유를 한입에 쏙 먹을 수 있는
가지말이!
예쁜 비주얼에 눈으로도 즐겁게 먹을 수 있고, 가지를 즐
기지 않는 사람도 쉽게 접할 수 있어서 더 좋아요.
입맛 없는 여름철에 영양 듬뿍 핑거푸드로 간단히 먹을
수 있는 '한입 가지말이'예요!

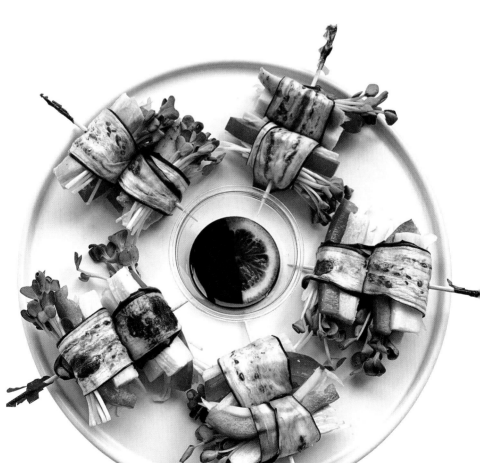

준비재료

주재료 ——

찐 고구마 80g

닭가슴살(완제품) 50g

가지 1.5개

파프리카 1/4개

양파 1/6개

무순 20g

이쑤시개 5개

양념 ——

간장 1큰술

식초 0.3큰술

올리고당 0.3큰술

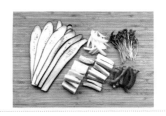

① 가지는 길고 얇게 썰고, 찐 고구마, 닭가슴살, 파프리카, 양파는 스틱 모양으로 썬다. 무순은 씻어서 물기를 제거한다.

② 얇게 썬 가지는 달군 팬에 기름 없이 말랑말랑하게 굽는다.

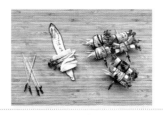

③ 구운 가지에 나머지 재료를 넣고, 돌돌 말아 이쑤시개로 찔러 고정한다.

• 레몬이 있다면 슬라이스하여 소스에 띄워주세요. 더 상큼하고 부드러운 소스가 됩니다.

• 따로 소스를 만들지 않고, 스리라차를 곁들여 먹어도 맛있어요!

④ 양념을 섞어 소스로 곁들이면 완성.

동글동글
간편하게 쏘옥

한입 양송이볼

나만을 위한 주말 특식 메뉴! 단백질에 탄수화물까지 한 입에 쏙 먹을 수 있는 양송이볼이에요.
요즘은 완제품으로도 단백질과 탄수화물을 한입에 먹을 수 있는 제품들이 많이 나와 있지요. 그래도 내 손으로 정성 들여 소중한 끼니를 준비하고 싶은 날, 에어프라이어로 구워 만들 수 있는 식단이에요. 버섯 즙과 소고기 육즙이 만나 더욱 고소하고 든든하답니다.

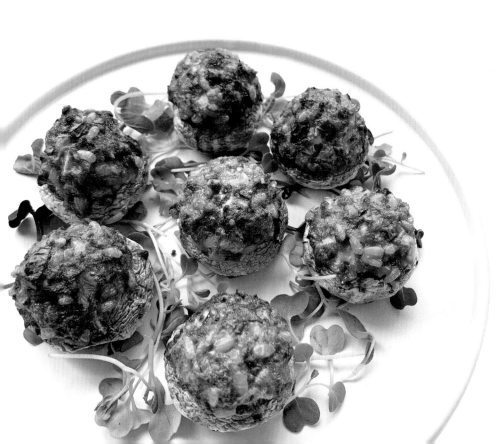

준비재료

주재료 ──
잡곡밥 50g
다진 소고기 50g
양송이 9개
양파 1/5개
달걀 1개

양념 ──
밀가루 1큰술
허브솔트 0.5큰술
후춧가루
올리브유 0.5큰술

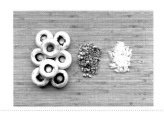

① 양송이는 밑동을 떼어 밑동 부분을 다지고, 양파도 잘게 다진다.

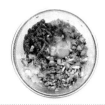

② 잡곡밥, 다진 소고기, 다진 밑동, 다진 양파, 달걀을 섞은 뒤 허브솔트와 후춧가루로 간하여 소를 만든다.

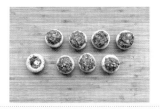

③ 양송이 안쪽에 밀가루를 바른 뒤 소를 채워 넣는다.

• 무설탕 케첩, 스리라차 또는 토마토 소스를 곁들여 먹으면 더욱 맛이 좋아요.

• 양파와 양송이 밑동을 잘게 다져야 속을 채울 때 어렵지 않아요. 소에 들어가는 채소의 종류는 원하는 대로 가감하여도 좋아요.

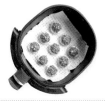

④ 소 윗부분에 기름을 살짝 발라 에어프라이어에 180도로 10분 조리하여 완성.

한입 머금으면
여기가 바로 스페인

판 콘 토마테

'판 콘 토마테'는 구운 빵에 생마늘과 토마토를 문지르고
질 좋은 올리브유와 소금을 뿌려 먹는 스페인 에피타이
저예요. 봄여름이 제철인 잘 익은 토마토와 마늘을 가장
맛있게 즐길 수 있는 메뉴랍니다.

마늘을 생으로 먹어야 섭취가 가능한 '알리신'은 항암 효
과가 뛰어나고 항균 작용, 비타민B1의 체내 흡수율을 높
여 피로 회복에 많은 도움을 주어요. 그 밖에도 심혈관질
환, 위장질환에도 효능을 발휘하는 좋은 성분이지요. 마
늘을 생으로 섭취하기란 쉽지 않은데, 판 콘 토마테로 생
마늘을 쉽게 섭취할 수 있답니다.

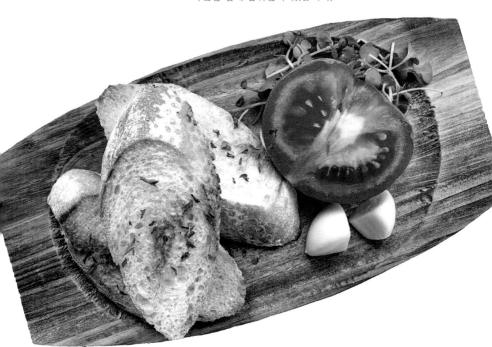

준비재료

주재료 ──
바게트 3쪽(75g)
토마토 1개
마늘 1/2쪽

양념 ──
올리브유 3큰술
소금 세 꼬집

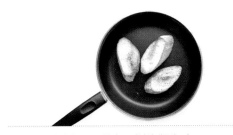

① 달군 팬에 바게트를 노릇하고 바삭하게 굽는다.

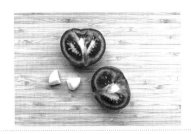

② 토마토와 마늘은 반으로 잘라 준비한다.

• 바게트가 없다면, 식빵으로 대체하여 먹어도 충분히 맛있어요. 빵은 기름 없이 바삭하게 구워낼수록 맛있고, 만든 직후 바로 먹어야 판 콘 토마테의 참맛을 느낄 수 있어요!

• 올리브유를 과하게 섭취하는 것 아닌지 걱정하실 텐데, 다이어트 중 적당한 지방 섭취도 중요해요. 식물성 지방인 올리브유는 체내에 콜레시스토키닌이라는 호르몬의 분비를 증가시켜 포만감을 주는 역할을 하며, 배변 활동에도 뛰어난 효능을 자랑해요. 또한 폴리페놀과 칼륨이 함유되어 있어 고혈압을 예방하고 노폐물과 나트륨을 배출해주는 착한 지방이랍니다.

• 바게트에 문지르고 남은 토마토는 후식으로 맛나게 먹으면 끝!

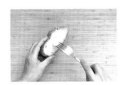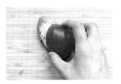

③ 포크로 마늘을 꽂아 바게트에 갈듯이 바르고, 토마토도 갈아내듯 바게트에 문지른 뒤 올리브유와 소금으로 간하여 먹는다.

영양 보라
맛도 보라

자색고구마 에그슬럿

인싸 다이어터라면 한 번쯤 먹어봤을 '에그슬럿'. 탄수화
물과 단백질을 간편하게 고루 섭취할 수 있고 맛있어서
인기 메뉴로 자리잡았지요.

이번에는 에그슬럿을 자색고구마로 색(色) 다르게 즐겼
어요. 퍼플푸드라 불리는 자색고구마는 일반 고구마보
다 단맛이 덜하고 특유의 쌉쓰레함 때문에 '무맛'이라 불
리며 많이들 찾지 않는데, 다이어트뿐 아니라 건강에도
정말 좋은 식재료랍니다. 자색고구마의 보라색을 띠게
하는 안토시아닌이라는 색소는 노화 방지, 암 예방에 탁
월하고, 풍부한 칼륨은 체내 나트륨 배출에도 도움을 주
며, 콜레스테롤을 제거해 혈관 건강에도 효과적이에요!

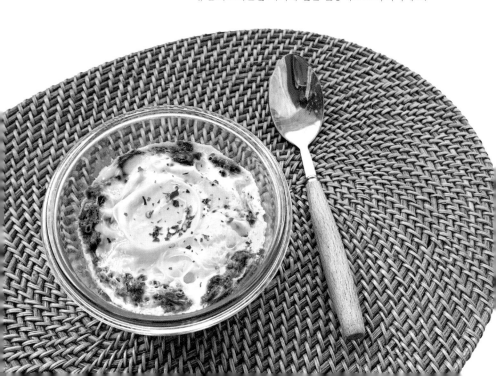

준비재료

주재료 ──
자색고구마 100g
달걀 1개
슬라이스 치즈 1장
무첨가 두유(또는 우유) 2큰술

양념 ──
소금 한 꼬집
후춧가루

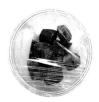

① 자색고구마는 껍질을 벗겨 작은 큐브 모양으로 잘라 내열 용기에 넣고 랩을 씌워 구멍을 낸 뒤 전자레인지에 4분 돌려 익힌다.

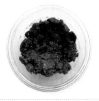

② 익은 자색고구마에 두유를 넣어 부드럽게 으깬다.

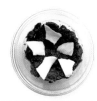

③ 치즈를 조각내어 얹는다.

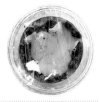

• 달걀노른자를 터트리지 않으면 전자레인지 안에서 달걀이 흘러넘치거나 펑 하고 터질 수 있으니 꼭 달걀노른자를 터트려야 해요!

④ 달걀 1개를 깨 노른자를 터트린 뒤 소금, 후춧가루로 간하고 랩을 씌워 구멍을 내고 전자레인지에 1분 돌려 달걀을 익힌다.

그동안 인스타그램에서 영양사 다이어터로 소통하며

댓글이나 디엠으로 가장 많이 받은 질문들을 모아봤어요!

저에 대한 궁금증과 식단, 운동에 관한 내용을 정리했어요.

건강한 다이어트도, 라미도 천천히 알아가며 친해져요.

라미 인스타 FAQ

라미 인스타
FAQ

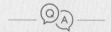

Q1 다이어트 식단에 기름을 사용한 구이나 볶음요리 먹어도 되나요?

A —— 물론이에요! 제 식단에도 기름을 사용한 레시피들이 많이 있어요. 무조건 기름(지방)을 제한하지 않아도 된다고 생각해요. 오히려 너무 제한하면 다시 일반식으로 돌아갔을 때 요요도 더욱 빨리 오게 될 테니까요.

담백한 식단도 좋지만, 일반식에 길들여진 우리들은 어느 정도 기름을 사용해 맛있게 조리된 다이어트 식단으로 맛있는 감량을 해야 더 즐기면서 다이어트를 할 수 있다고 생각해요.

Q2 샐러드에 드레싱을 곁들여도 되나요?

A —— 네! 저는 피트니스 대회를 준비하던 식단에도 드레싱이나 소스를 곁들여 먹었어요. 물론 시합 1~2주 전에는 조절식이 필요했지만, 준비하던 3개월이라는 시간 동안 드레싱 1~2큰술을 채소와 곁들여 먹었습니다. 적당한 지방도 필요해요.

무엇보다 맛없게 먹으면서 다이어트하고 싶지 않잖아요. 풀이라도 맛있게 먹자고요!

Q3 식사 시간 조절은 어떻게 하면 되나요?

A —— 영양사는 근무환경에 따라 식사 시간이 달라져서 탄력적으로 식사 시간을 조절해서 먹었어요. 보통 세 끼로 구성하였고, 첫 끼를 오전 10시, 둘째 끼니를 14시, 셋째 끼니를 18시에 먹었어요. 4시간 간격을 두고 식사를 하였고, 늦어도 5시간 안에는 식사를 했습니다.

운동하기 최소 2시간 전에는 식사를 해서 어느 정도 소화된 후 운동을 하는 것이 좋고, 먹은 것이 충분히 소화되도록 마지막 식사는 잠들기 4시간 전에는 하는 게 좋아요.

잠들기 전 위에서 최대한 음식물을 소화해야 숙면할 수 있고, 운동 역시 어느 정도 소화가 된 뒤해야 소화불량을 방지하고 운동 집중도를 더욱 높일 수 있어요.

Q4 다이어트 시 김치 먹어도 되나요?

A —— 저는 다이어트 식단에도 김치가 먹고 싶으면 끼니당 50~70g의 양을 곁들였어요. 염분은 다이어트 시 제한해야 하는 것이 아닙니다. 염분을 제한해야 살이 빠진다는 말은 정말 옛말이고 요즘에는 적당한 염분 섭취가 건강과 다이어트에 더욱 도움이 된다고 하지요. 게다가 김치는 유산균, 비타민과 무기질이 풍부하고 식이섬유 역시 많이 함유된 발효식품으로 오히려 다이어트에 유익하다고 생각합니다.

Q5 빵이나 밀가루를 먹어도 되나요?

A —— 매일은 안 돼요. 하지만 가끔 특별식으로 적당히 먹는 것은 괜찮다고 생각해요.

'무조건 제한'이라는 말이 다이어트 식단을 가장 힘들고 어렵게 생각하게 하는 이유 중 하나인데, 제 식단과 레시피에서는 빵도 먹고 밀가루도 사용해요. 소량 곁들인다고 살이 찌지 않아요.

늘 말하듯 조금이라도 맛있게 먹으며 감량하는 것이 중요하죠.

요즘은 다이어터들을 위한 통밀빵이 다양하게 판매되고 있어요. 샌드위치로 한 끼에 빵 1~2장은 충분히 먹어도 되지만, 버터 함량이 높은 크루아상이나 당 함량이 높은 달달한 빵 종류는 참는 것이 좋습니다.

Q6 · 공복 유산소는 안 하시나요?

A —— 제 인스타그램을 오래 봐오신 분들이라면 아시겠지만, 저는 공복 운동은 잘 하지 않습니다. 가볍게라도 먹고 운동을 하고 있어요. 많은 분들이 공복에 유산소 운동을 하면 더 살이 많이 빠진다고 생각하는데 사람마다 건강 상태가 다르기 때문에 어떤 사람은 공복 유산소가 맞을 수있어도 어떤 사람에게는 위험한 행동이 될 수도 있어요.

잠에서 깨어 약 8시간의 공복 상태로 에너지원 없이 혈당과 인슐린이 최하인 상태에서 운동을 진행하면 사람에 따라 저혈당이 올 수도 있기 때문에 주의하여야 합니다.

결론은 공복이든 식사를 하든 유산소와 근력 운동은 꾸준히 병행하며 성실히 하는 것이 좋다는 것이죠. 몸은 언제나 정직하고 거짓말을 하지 않아요!

Q7 · 과일은 살 안 찌니까 다이어트 중 많이 먹어도 되나요?

A —— 과일은 절대 살이 찌지 않을 거라는 생각은 놉! 과일도 당이 많이 함유되어 있기 때문에 결과적으로 탄수화물이라고 생각해도 무방해요. 과일의 주된 당성분은 과당이라고 불리는데, 과당을 지나치게 섭취할 경우 간이나 복부에 중성지방을 축적하여 대사증후군까지 초래할 수있어요.

그렇다고 반대로 무조건 과일은 먹지 마! 이것도 아닙니다. 다이어트 시 적당한 과일 섭취도 중요해요. 양을 정하여 다이어트 식단을 구성하는데 이때 부족해지는 영양소들을 과일에서 얻을 수 있지요. 과일에 많이 함유된 비타민, 무기질, 식이섬유는 다이어터에게서 떼어놓을 수 없는 중요한 영양소이니까요. 저는 과일이 먹고 싶은 날에는 식단에서 탄수화물을 조금 줄이고 과일을 더 추가해서 먹거나 아예 한 끼 정도는 풍성한 과일로 대체하기도 했어요. 다이어트 시 적당히 식단에 구성해도 좋은 과일로는 수박, 자몽, 토마토, 키위, 참외, 배, 감 등이 있어요. 수분이 많고 다이어트에 도움이 되는 성분이 많이 함유된 과일들이죠.

반면 바나나, 포도, 귤 등은 당과 열량이 높은 과일이므로 유의해서 먹어야 해요.

Q8 라미님의 현재 기초대사량과 체지방률을 어떤가요?

A —— 현재는 피트니스 대회를 출전했을 때보다는 많이 살이 쪘지만, 제대로 된 운동과 식단을 하기 전에 비하면 비교할 수 없을 만큼 건강하고 보기 좋은 상태예요. 현재 기초대사량은 1322, 체지방률은 26.3이에요.

보통 성인 여자의 기초대사량은 1100~1200, 남자 체지방률 표준은 15±5%(10~20%), 여자 체지방률 표준은 23±5%(18~28%)인데 현재의 상태로 보았을 때, 기초대사량은 조금 더 높고 체지방률은 보통인 상태예요.

여자가 남자보다 기초대사량이 낮은 이유는 남자보다 적은 양의 남성호르몬이 분비되기 때문이에요. 그로 인해 남자에 비해 적은 근육량을 가지게 되니 기초대사량도 남자보다 여자가 낮아지고 체지방률은 여자가 남자보다 8~10% 높아지게 되죠. 남자보다 여자가 8~10% 높은 체지방률을 보유하게 되는 거예요.

Q9 다이어트 시 생리불순이나 무월경은 없었나요?

A —— 저는 여러 번의 다이어트 중 생리가 멈췄던 적은 약을 처방받고 했던 다이어트 외에는 없어요. 약으로 하는 다이어트가 몸을 얼마나 해치는지 아시겠죠? 식단과 운동으로 다이어트를

진행했을 때는 전보다 더욱 건강하고 체력도 좋아졌고, 평소 약했던 면역력도 증진되었답니다.

하지만 바디프로필 준비나 시합 준비처럼 근육의 형태가 선명하게 보일 만큼 극한의 다이어트를 진행할 시에는 생리불순이나 무월경이 올 수 있어요. 생리불순이나 무월경은 체지방이 너무 감소하여 호르몬 불균형에 의해 생기는 것이 일반적이기 때문이지요.

극한의 다이어트를 경험했지만 한 번에 너무 많은 무리한 감량이 아니라 천천히 꾸준히 해온 다이어트였기 때문에 문제가 없었던 것 같아요. 또한 평소 우엉차를 즐겨 마셨는데 우엉이 혈액순환 및 호르몬을 잘 돌게 해주는 효능이 있다고 해요. 그리고 식단에 식물성 에스트로겐인 이소플라본이 풍부한 콩, 두부도 많이 섭취한 게 도움이 되었을지도 모르겠어요. 여성에게 좋은 따뜻한 성질의 계피(시나몬)도 식단 곳곳에 많이 곁들였는데 그 덕분이라고도 생각해요.

Q10 영양사라서 다이어트하기 너무 좋았겠어요!

A —— 좋은 점도 물론 있지만 힘든 점이 더욱 많았던 것 같아요.

출근부터 퇴근까지 주방에서 근무하는 환경이었고, 종일 음식 생각(식단 및 메뉴 구성)만 했던 터라 근무 내내 유혹의 시간을 견뎌야 했어요.

하지만 영양사였기 때문에 다양한 식재료와 메뉴를 구성할 수 있고 조금 더 똑똑한 식단으로 챙겨 먹을 수 있었다는 장점도 있죠.

Q11 다이어트 식단을 하면 비용이 많이 들지 않나요?

A —— 많이 들죠. 하지만 일반식을 하는 것과 크게 다르지 않아요. 일반식을 해도 외식하고 식재료를 구입해요. 외식이나 모임이 더 잦은 일반식이 더 비용이 많이 들지도 몰라요. 많이들 다이어트 식재료가 비싸다, 다이어트가 돈이 많이 들어 하기 어렵다고 하는데 그건 핑계라고 생각해요.

저는 알뜰히 식재료를 구입하고 그에 맞게 식단을 구성하고 다양하고 맛있게 먹으며 감량했어요. 여유가 있을 때는 값이 나가는 재료를 구입해 특식으로 먹기도 했고요. 다이어트 식단이 비싸다고 하는 건 아마 간편하게 나온 다이어트 식품(완제품)을 주로 구입하기 때문이라고 생각해요. 제철의 값싸고 신선한 식재료로도 충분히 맛있고 건강한 식단을 구성할 수 있어요. 조금만 부지런히 움직인다면요. 저는 다이어트 식단을 만들고 도시락을 싸는 순간까지도 다이어트의 일부분이라고 생각합니다.

Q12 지인과의 약속이나 외식 땐 어떻게 하시나요?

A —— 약속, 외식 모두 자유롭게 참여해요. 극한의 감량기라면 도시락을 챙겨 만나 식당에 양해를 구하며 식사하기도 했고, 적당한 감량기라면 식사를 할 수 있는 메뉴로 외식을 즐겼어요. 유난이라고 생각하는 분들도 있었지만, 요즘은 오히려 건강을 위해 조절하는 분들이 많기 때문에 관리하는 사람이라고 봐주는 경우가 더 많아졌어요.

또 생각보다 다이어트 시에도 외식을 즐길 수 있는 메뉴들이 은근히 많아요. 양만 조절한다면요! 샐러드가 메뉴로 있는 레스토랑도 있고, 그 외에도 다이어트식을 하지 않는 분들과 함께하기에 좋은 메뉴로 샤브샤브, 소고기구이(스테이크), 월남쌈, 오리로스, 쌈밥, 보리밥, 오일파스타, 생선구이백반 등 정말 다양하게 있죠. 평소 식단 하던 것처럼 탄수화물과 단백질의 양을 적당히 조절하여 먹고 채소를 풍부하게 곁들여주면 어떤 외식도 두렵지 않을 거예요.

본인이 무엇을 먹지 말아야 하는지는 이미 너무나 잘 알고 있을 거예요. 외식 때 나오는 밑반찬의 밀가루나 튀김류, 당이 많이 들어간 메뉴는 피하는 것이 좋겠지요.

Q13 라미님은 술은 안 하시는지요?

A —— 다행히도 저는 체질상 술이 맞지 않아요. 제가 먹는 음식의 양에 술까지 더해졌다면 저

는 정말 엄청난 고도비만의 길로 접어들었을지도 몰라요. 음식을 정말 사랑하는데 술과 함께 누리는 맛까지 알게 되었다면 무척 끊기 힘든 유혹이었을 것 같아요. 아마 애주가 분들은 맛있는 음식을 먹으면 자연스레 술이 생각날 텐데, 모두 아시다시피 다이어트에 술은 지워야 하는 단어죠.

만약에 불가피하게 술을 마셔야 할 경우가 생긴다면 전후에 식단 조절을 해야 할 것 같아요. 그리고 안주는 아주아주 가볍게! 가장 좋은 건 그 전에 술자리를 잡지 않고 참석하지 않는 것이겠죠.

Q14 다이어트할 때 달달한 게 당기면 어떻게 하세요?

A —— 대체당이나 천연감미료 등으로 단맛을 낸 제품을 먹거나 과일로 해소해요! 요즘은 다이어트하는 분들이나 당뇨환자도 먹을 수 있는 대체당 또는 천연감미료로 단맛을 내어 만든 성분 좋은 초콜릿, 아이스크림, 젤리 등이 꽤 많이 만들어지고 쉽게 구입해 먹을 수 있어요. 그렇다고 이걸 다이어트 식품이라 생각하고 잔뜩 먹어버리면 좋지 않겠지요? 아무리 좋은 성분이라 하더라도 양을 정해 조금씩 덜어 해소할 정도만 즐겨요!

그리고 식단 구성 시 단맛을 첨가해야 더 맛있어지는 메뉴들이 있는데, 이럴 때는 스테비아나 대추야자시럽을 이용하면 돼요. 구하기가 쉽지 않다면 올리고당을 소량 이용해도 감량식에는 눈이 번쩍 뜨이는 맛을 즐길 수 있을 거예요. 그리고 조금 먹는 건 다이어트에 큰 타격을 주지 않는답니다.

Q15 비건빵은 마음껏 먹어도 되나요?

A —— 의견차가 있겠지만 저는 마음껏은 아니라고 생각해요! 일단 비건이라고 무조건 살이 찌지 않을 거라는 생각을 버려야 해요. 비건은 고기, 우유, 달걀, 동물에게서 나오는 식재료를 제한

하는 채식일 뿐이니까요. 예를 들어 버터를 이용해 만들어야 하는 빵을 식물성오일로 대체하여 만드는 것이죠. 이왕 먹는 것이라면 비건이 일반 빵보다는 나을 수 있겠지만 마음껏 먹기보다는, 아껴두고 참았다가 정 먹고 싶을 때 한 번쯤 식단에 활력을 불어넣어주는 정도가 좋다고 생각해요. 그리고 프로틴빵이라고 탄수화물이나 기름 사용을 줄이고 프로틴(단백질)을 강화해 만든 빵을 식단에 넣어주는 것은 찬성입니다.

Q16 치팅을 하고 싶을 때는 어떻게 하나요?

A —— 마음먹고 하는 감량기에는 치팅을 하지 않아요. 치팅은 감량기 동안 먹고 싶었던 것을 참았다가 한 끼니 정도는 먹고 싶은 음식을 먹는 것을 이르지요. 저의 식단은 먹고 싶은 메뉴를 다이어트용으로 만든 메뉴가 많아 유혹이 되는 메뉴들을 참기에 조금은 수월했고, 정 먹고 싶은 메뉴들은 메모장에 하나씩 적어두는 먹킷리스트를 작성하며 꾹 참았어요. 확고한 목표와 감량 기간을 정하고 다이어트를 한다면, 참을 수 있는 만큼은 참아내기도 하고 스스로의 한계도 경험하며 성장하는 것이 좋다고 생각해요.

다이어트 초보자라면 처음부터 무조건 참으라고는 하지 않을 거예요. 정말 초보자라면 치팅 데이를 만들어주세요. 대신 기간을 정하지 말고, 목표를 정하고 치팅하길 권합니다. 예를 들면 '5kg 빼면 치킨을 먹을 거야' 이런 식으로 감량 목표를 세우는 거예요. 목표 달성 후 먹고 싶은 메뉴 하나 먹고 다시 시작하는 의지를 다지기에 치팅이라는 선물이 큰 도움이 될 거예요.

Q17 가짜 식욕 다스리는 법이 있나요?

A —— 가짜 식욕은 실제로는 배가 고프지 않지만, 머릿속에서 배가 고프니 뭘 좀 먹고 싶다고 생각하게 하는 거예요. 저는 가짜 식욕이 생길 때면 어떻게든 참아내려고 독하게 마음먹었어요. 그리고 가짜 식욕인 만큼 가짜 식사를 하기도 했지요. 뭐든 씹을 수 있는 걸 찾아 씹어 먹었어요.

주로 야채스틱(당근, 오이, 무, 콜라비 등)이나 견과류(35g 이내), 김, 카카오닙스(하루 권장량 5g) 등을 먹었어요. 대부분 씹는 식감이 좋은 식재료들이지요. 이런 걸 먹으며 물을 많이 마셨답니다. 그리고 양치를 자주 했어요.

뭔가 먹고 싶을 때 양치를 하고 따뜻한 차를 마시고 그래도 안 되면 씹기 좋은 식재료들을 야금야금 먹으며 다음 끼니까지 견뎌냈어요.

Q18 명절, 휴가 때는 다이어트 어떻게 하나요?

A —— 다이어터로서의 명절과 휴가는 정말 너무너무 힘들어요. 솔직히 말하자면 저는 적당량 먹습니다. 제가 감량을 하고 있던 시기에 명절과 휴가가 있었어요. 그렇지만 감량에는 그리 문제가 되지 않았던 것으로 기억돼요. 이유는 감량기에 식단을 칼같이 잘 지켜내고 운동도 성실하고 꾸준히 잘 해왔기 때문이죠. 그렇게 해오던 것들이 밑바탕되어 있으면 명절이나 휴가 때 하루 이틀 리듬이 깨진다고 해서 크게 타격을 입지 않아요. 물론 몸무게 변화는 있을 거예요. 식단을 하다가 일반식을 하면 평소보다 염분과 수분이 몸에 더 차게 되기 때문이죠. 하지만 이런 단기간에 늘어난 무게는 바로 식단과 운동으로 돌아가면 1주일 안에 무조건 빠져요.

즐겁고 행복하게 살자고 하는 다이어트인데 명절이나 휴가에 맛난 음식 조금은 먹어도 되지 않을까요. 다만 과식은 피하고 먹을 양을 정해 덜어두고 먹는 것을 추천해요. 그래야 내가 얼마나 먹는지를 확인할 수 있으니까요.

Q19 다이어트 정체기 스트레스를 해결하고 해소하는 비결이 있나요?

A —— 한 마디로 하자면 '내려놓음'이에요. 다이어트를 내려놓으라는 것 아니라 더 이상 감량이 되지 않고 멈춰 있다고 너무 조급해하는 마음과 그 순간의 스트레스를 내려놓으라는 말이에요. 다이어트를 시작하고 감량 길만 쭉 걸으면 얼마나 좋을까요? 하지만 어느 정도 감량을 하고 나

면 반드시 정체기가 와요. 원래의 체중을 기억하고 있는 몸이 예전으로 돌아가려는 회귀 본능이 있다고도 하죠. 사실 다이어트 후 어느 정도 체지방이 감량되고 나면 달라진 체성분이나 몸의 패턴을 유지하기 위해 몸이 적응할 시간이 필요해요. 이때가 정체기인 거죠. 정체기가 오면 지치지 말고, 정체기가 올 만큼 내가 감량을 많이 해냈구나 하고 생각하고 마음을 다잡으면 돼요.

그럼에도 너무 오랜 정체기로 힘들다면 그때는 변화를 주세요. 저는 정체기가 오면 식단이나 운동법에 변화를 주기도 해요. 예를 들면 탄수화물 150g+단백질 100g 구성하던 식단을 탄수화물 100g+단백질150g으로 변화를 주지요. 운동도 근력 운동 1시간+유산소 운동 30~40분 하던 것을 근력 운동 40분+유산소 운동 1시간 이상으로 패턴을 바꿔요. 평소 해보고 싶던 다른 운동으로 바꿔도 좋아요. 헬스를 했던 분들이라면 복싱이나 점핑 등 역동적인 운동이나 필라테스, 요가 등 라인을 다듬는 운동으로 잠시 바꿔보는 것도 좋죠.

이런 방법은 오랫동안 같은 패턴의 운동이나 식단에 적응된 몸을 다른 감량법으로 바꾸어 자극을 주는 거예요.

Q20 식단을 보면 g 단위로 먹는 양을 재던데, 실제로 무게를 모두 측정하시나요?

A —— 물론입니다. 저울은 다이어트의 필수품이라고 생각해요. 특히나 처음 식단을 하시는 분들은 저울 사용을 추천해요! 매끼니 정량에 맞게 먹기 위함도 있지만, 양을 측정하고 눈으로 얼마만큼의 양이 담기는지 확인하여 스스로 인지하는 습관도 기를 수 있어요.

그래야 식단을 하며 감량률을 파악하고 2주~1달 감량률을 본 뒤 양을 조금씩 변경할 수 있는 자신만의 데이터를 가질 수 있기 때문이에요. 대략적으로 밥 1/2공기, 닭가슴살 1개 이런 식의 눈대중에 의지한 식단보다 정확하게 측정하여 먹는 습관을 길러두어야 감량기가 끝난 뒤 유지할 때 저울로 재고 눈으로 보던 습관을 이용해 스스로 섭취량을 대략적으로라도 조절할 수 있어요.

무너져도 포기하지 말고
함께해요

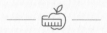

몸무게 앞자리를 다섯 번이나 바꿔 보고(89kg에서 48kg까지 감량했었지요), 남자 옷이나 스포츠 브랜드 옷만 입던 내가 S사이즈의 여성복도 근사하게 소화하고, 이번 생에는 인연이 없을 것 같던 복근을 만나보고, 운동을 직업으로 하는 사람들이 나가는 피트니스 비키니대회에서 당당히 1등까지 할 줄은 정말 아무도, 제 자신조차 상상할 수 없던 일이었어요.

저 역시 수많은 다이어트를 시작했다 실패했죠. 돌이켜보니 그 이유는 먹는 즐거움을 채워주지 못했기 때문이더라고요. 그래서 매끼니 매순간을 소중히 생각하고 내가 먹을 수 있는 것은 무엇이고, 어떻게 하면 더 맛있고 건강하게 챙겨 먹을 수 있는지, 지루하지 않게 다양하게 먹을 수 있는 메뉴가 무엇일지를 누구보다 많이 고민했어요.

다이어트라는 것이 독한 마음을 먹어야 하는 것은 맞지만, 너무 많은 것들을 제한하고 강박에 가두면 더 하기 싫고 스트레스와 고통에 허덕이게 될 거예요. 그래서 식단의 어려움과 좌절감에 빠진 수많은 다이어터분들과 제 경험과 지식을 나누고 싶어 책도 냈고, 지금도 인스타그램에서 많은 언니 동생 친구들과 계속해서 소통하며 영양 정보와 맛있고 건강한 레시피를 나누고 있고요.

하루 무너졌다고 내 인생이 망하지 않아요. 오늘 무너졌으면 다시 툭툭 털고 일어나 정신 다잡고 두 걸음 걸어나가면 그만이라고 생각해보세요. 그 누구도 처음부터 완벽한 성공을 하고 쉽게 이룬 사람은 없을 거예요. '무너져도 포기하지 말고 다시 해요!' 하고자 하는 마음만 있으면 누구나 할 수 있고 언제든 할 수 있어요.

오늘의 다이어트가 망했다고 내 인생이 망하는 것은 아니에요. 다만 하루하루의 노력과 간절한 마음이 모여 내일의 내가 될 것이라는 희망과 의지는 꼭 가졌으면 좋겠어요. "다이어트에 성공했다고 인생이 달라져?"라고 말하는 사람들도 많은데, 다이어트에 성공했다고 인생이 달라지는 건 아닐지 몰라도, 내가 보는 세상은 조금 달라질 수 있어요. 적어도 저는 다이어트 후 인생이 달라졌고 앞으로 다가올 날들도 너무 궁금하고 기대돼요.

영양사 다이어터로서 더 건강하고 맛있게 먹는 즐거움을 찾고, 꾸준히 운동하며 아름답고 멋진 나를 만들고 가꾸며 살 거예요. 여러분도 같이하실 거죠? 다 같이 손잡고 건강하게 감량 길만 걸어요.

Maker's Comment

임소소　　　날씬하지는 않지만 뻔뻔하게도 다이어트는 별로 생각하지 않고 살아왔는데, 이 책을 통해 라미님을 만나고는 생각이 조금씩 바뀌고 있습니다.
어쩌면 그동안 자신이 없어서 시도도 해보지 않았던 건가 싶기도 하네요.
라미님의 이야기를 읽어보며 용기도 얻었고, 금쪽같은 레시피도 구했으니 이제 슬슬 움직이기만 하면 될 것 같습니다.
저는 이 글을 끝으로 지금 바로 부엌으로 갑니다.

최디터　　　2019년 1월에 출간 제안하고, 1년 조금 넘어 라미님의 첫 책이 나오네요.
스산한 겨울에 처음 만나, 따뜻한 봄에 레시피 선정하고, (하필이면) 뜨거운 여름부터 불 앞에서 요리하고 촬영하던 작업이, 선선한 가을 지나 볕 짧은 초겨울까지 이어졌습니다. 한 가지 재료로 다양하게 변주하는 레시피를 보는 즐거움이 쏠쏠한 1년이었습니다.
레시피 연구는 물론 조리와 푸드 스타일링, 촬영까지 저자가 직접 해낸 책입니다. 어느 하나 저자의 손길이 닿지 않은 곳이 없지요. 이 책이 '다이어트식과 건강식은 맛없다'라는 편견을 부수고, 다이어터도 먹는 즐거움을 잃지 않게 만들어주는 책이 되기를 소원합니다.